华西医学大系

U0208879

解读"华西现象"

讲述华西故事

展示华西成果

大型公立医院慢性病连续性健康管理服务体系建设

DAXING GONGLI YIYUAN MANXINGBING LIANXUXING
JIANKANG GUANLI FUWU TIXI JIANSE

主 编 程南生 饶 莉

四川科学技术出版社
·成都·

图书在版编目（CIP）数据

大型公立医院慢性病连续性健康管理服务体系建设 /
程南生, 饶莉主编. -- 成都 : 四川科学技术出版社,
2020.8

　　ISBN 978-7-5364-9911-9

　　Ⅰ.①大⋯ Ⅱ.①程⋯ ②饶⋯ Ⅲ.①医疗卫生服务
– 研究 – 中国 Ⅳ.①R199.2

　　中国版本图书馆CIP数据核字（2020）第146916号

大型公立医院慢性病连续性健康管理服务体系建设

主　　编　程南生　饶　莉

出 品 人　程佳月
责任编辑　罗小燕　胡小华
责任出版　欧晓春
出版发行　四川科学技术出版社
地　　址　四川省成都市青羊区槐树街2号　邮政编码：610031
成品尺寸　156mm×236mm
印　　张　11.25　字数 225 千
印　　刷　四川华龙印务有限公司
版　　次　2020年8月第 1 版
印　　次　2020年8月第 1 次印刷
定　　价　48.00元
ISBN 978-7-5364-9911-9

《华西医学大系》顾问

（排名不分先后）

马俊之　　吕重九　　张泛舟　　张肇达　　陈钟光

李　虹　　步　宏　　郑尚维　　胡富合　　唐孝达

殷大奎　　曹泽毅　　敬　静　　魏于全

《华西医学大系》编委会

（排名不分先后）

主任委员

张　伟　　李为民　　何志勇

副主任委员

李正赤　　万学红　　黄　勇　　王华光　　钱丹凝

委　员

程南生　　曾　勇　　龚启勇　　程永忠　　沈　彬

刘伦旭　　黄　进　　秦伏男　　程佳月　　程述森

秘书组

廖志林　　姜　洁　　徐才刚　　郑　源　　曾　锐

赵　欣　　唐绍军　　罗小燕　　李　栎

本书编委会

《华西医学大系》总序

由四川大学华西临床医学院/华西医院（简称"华西"）与新华文轩出版传媒股份有限公司（简称"新华文轩"）共同策划、精心打造的《华西医学大系》陆续与读者见面了，这是双方强强联合，共同助力健康中国战略、推动文化大繁荣的重要举措。

百年华西，历经120多年的历史与沉淀，华西人在每一个历史时期均辛勤耕耘，全力奉献。改革开放以来，华西励精图治、奋进创新，坚守"关怀、服务"的理念，遵循"厚德精业、求实创新"的院训，为践行中国特色卫生与健康发展道路，全心全意为人民健康服务做出了积极努力和应有贡献，华西也由此成为了全国一流、世界知名的医（学）院。如何继续传承百年华西文化，如何最大化发挥华西优质医疗资源辐射作用？这是处在新时代站位的华西需要积极思考和探索的问题。

新华文轩，作为我国首家"A+H"出版传媒企业、中国出版发行业排头兵，一直都以传承弘扬中华文明、引领产业发展为使命，以坚持导向、服务人民为己任。进入新时代后，新华文轩提出了坚持精准出版、精细出版、精品出版的"三精"出版发展思路，全心全意为推动我国文化发展与

　　繁荣做出了积极努力和应有贡献。如何充分发挥新华文轩的出版和渠道优势，不断满足人民日益增长的美好生活需要？这是新华文轩一直以来积极思考和探索的问题。

　　基于上述思考，四川大学华西临床医学院/华西医院与新华文轩出版传媒股份有限公司于2018年4月18日共同签署了战略合作协议，启动了《华西医学大系》出版项目并将其作为双方战略合作的重要方面和旗舰项目，共同向承担《华西医学大系》出版工作的四川科学技术出版社授予了"华西医学出版中心"铭牌。

　　人民健康是民族昌盛和国家富强的重要标志，没有全民健康，就没有全面小康，医疗卫生服务直接关系人民身体健康。医学出版是医药卫生事业发展的重要组成部分，不断总结医学经验，向学界、社会推广医学成果，普及医学知识，对我国医疗水平的整体提高、对国民健康素养的整体提升均具有重要的推动作用。华西与新华文轩作为国内有影响力的大型医学健康机构与大型文化传媒企业，深入贯彻落实健康中国战略、文化强国战略，积极开展跨界合作，联合打造《华西医学大系》，展示了双方共同助力健康中国战略的开阔视野、务实精神和坚定信心。

　　华西之所以能够成就中国医学界的"华西现象"，既在于党政同心、齐抓共管，又在于华西始终注重临床、教学、科研、管理这四个方面协调发展、齐头并进。教学是基础，科研是动力，医疗是中心，管理是保障，四者有机结合，使华西人才辈出，临床医疗水平不断提高，科研水平不断提升，管理方法不断创新，核心竞争力不断增强。

　　《华西医学大系》将全面系统深入展示华西医院在学术研究、临床诊疗、人才建设、管理创新、科学普及、社会贡献等方面的发展成就；是华西医院长期积累的医学知识产权与保护的重大项目，是华西医院品牌建设、文化建设的重大项目，也是讲好"华西故事"、展示"华西人"风采、弘扬"华西精神"的重大项目。

《华西医学大系》主要包括以下子系列：

①《学术精品系列》：总结华西医（学）院取得的学术成果，学术影响力强；②《临床实用技术系列》：主要介绍临床各方面的适宜技术、新技术等，针对性、指导性强；③《医学科普系列》：聚焦百姓最关心的、最迫切需要的医学科普知识，以百姓喜闻乐见的方式呈现；④《医院管理创新系列》：展示华西医（学）院管理改革创新的系列成果，体现华西"厚德精业、求实创新"的院训，探索华西医院管理创新成果的产权保护，推广华西优秀的管理理念；⑤《精准医疗扶贫系列》：包括华西特色智力扶贫的相关内容，旨在提高贫困地区基层医院的临床诊疗水平；⑥《名医名家系列》：展示华西人的医学成就、贡献和风采，弘扬华西精神；⑦《百年华西系列》：聚焦百年华西历史，书写百年华西故事。

我们将以精益求精的精神和持之以恒的毅力精心打造《华西医学大系》，将华西的医学成果转化为出版成果，向西部、全国乃至海外传播，提升我国医疗资源均衡化水平，造福更多的患者，推动我国全民健康事业向更高的层次迈进。

《华西医学大系》编委会

2018年7月

前　言

随着我国经济快速发展，人民生活水平不断提高，以健康为中心的理念已逐步深入人心。党的十八届五中全会和全国卫生与健康大会均提出，将建设健康中国纳入国家优先发展的战略地位。健康是促进人们全面发展的必然要求，是经济社会发展的基础条件。2016年10月，国家编发实施《"健康中国2030"规划纲要》，明确提出"共建共享、全民健康"，推进健康中国建设，要坚持预防为主，推行健康生活方式，减少疾病发生，强化早诊断、早治疗、早康复；要调整优化健康服务体系，不断完善制度、扩展服务、提高质量。党的十九大报告也明确提出"实施健康中国战略""倡导健康文明生活方式，预防控制重大疾病"的要求。关注健康、促进健康已成为新时期国家、社会、个人及家庭的共同责任和努力的方向。

健康中国包括健康老龄化人口的健康。当前，我国正面临着老龄化进程不断加快的问题。2018年底，我国60岁以上人口数量接近2.5亿，比2000年增加了1.19亿，老龄化水平达到

17.9%。随着老龄化进程的加快以及不健康生活方式的影响，我国慢性病患病率也呈快速上升趋势。近几十年来，我国的流行病学模式已经完成了从传染病向慢性非传染性疾病的转变，慢性病已成为我国居民的主要死亡原因。据国家卫生健康委员会发布的《中国疾病预防控制工作进展（2015）报告》显示，2012年，我国因心脑血管病、恶性肿瘤等慢性病死亡的人数已占到全国总死亡人数的86.6%，其导致的疾病负担占总疾病负担的近70%。慢性病是一种终身性疾病，具有病程长、病因复杂、并发症多、治愈率低、发病率和死亡率高的特点，同时也具有可预防和可控制的特点。坚持"预防为主，防治结合"的工作方针，加强慢性病的综合防控，是"健康中国"建设的重要任务之一。

现阶段我国开展的慢性病管理模式，一是社区防治，由社区卫生服务中心或乡镇卫生院等基层医疗机构为辖区居民提供常规的疾病筛查和健康体检、慢性病预防和康复指导等。基层医疗机构是开展慢性病预防和康复的最优机构，但因医疗设备不全、专业技术水平参差不齐、社区卫生服务体系不完善等因素，目前，基层医疗机构在慢性病的管理上显得十分吃力。二是基于医院的以健康管理理念为基础的慢性病健康管理。慢性病健康管理是将健康管理理念应用到慢性病预防和控制中的一种综合的、一体化的保健体系，运用健康教育与医学监督，通过对疾病危险因素及疾病状态形成的控制，实现延缓慢性病病程，预防并发症的发生，降低病残率、病死率，从而达到控制病情、降低疾病负担、提高生活质量的效果。其主要内涵包括慢性病早期筛查、慢性病风险预测、慢性病预警与综合干预，以及慢性病人群的综合管理、慢性病管理效果评估等。目前已有不少医疗机构开展了慢性病健康管理，但效果不理想，呈现多元化、碎片化的现象，还没有形成系统的、标准化的管理体系。

创新医疗服务模式，充分发挥现有的区域医疗联合体（简称"医联体"）、医疗共同体（简称"医共体"）、专科联盟等整合型和连续性医疗卫生服务在慢性病防控中的作用。构建符合中国国情的慢性病管理体系，需要我们不断去探索和积累经验。随着互联网技术的应用，基于医院—社区—家庭的由大型医院为主导、基层医疗机构为实践操作的慢性病管理平台是未来的发展趋势。该模式充分利用"互联网+"、大数据、云计算、人工智能等技术，实现分级诊疗，打通横向纵向机构的联系，促进机构之间服务质量的同质化，从而进一步提高慢性病预防、健康管理、诊断治疗和康复的效率和质量，提升医疗资源利用效率。

三级综合医院医疗资源丰富，检查项目齐全，诊断治疗专业性强，患者的信任度高，依从性好，可以更好地管控健康风险，具备开展健康管理的优越条件。四川大学华西医院（简称"华西医院"）是一所具有区域影响力的三级甲等综合医院，顺应国家新时期健康战略和医药卫生体制改革发展形势，以治病为中心向以健康为中心转变，探索并建立了基于单个病种（项目）的标准化、规范化、连续性的慢性病健康管理服务模式，通过搭建慢性病健康管理信息平台，医、技、护及多学科团队协作，在院内诊断治疗的基础上延伸服务内容，为患者提供预防、治疗、保健、康复一体化的全程管理，控制慢性病病情发展，降低医药费用，提高医疗服务质量，改善就医体验。同时，以信息化为纽带，以双向转诊为切入点，大力发展区域联盟，构建紧密型区域医联体，建立与基层医疗机构和社区卫生服务中心之间的联动，以医疗卫生服务信息作为统一平台共同进行健康管理，实现资源共享、互补互利。

　　本书主要介绍了在当前国内慢性病管理现状下，四川大学华西医院慢性病管理体系的构建与实践，旨在为慢性病信息化管理建设和推广应用提供一些有价值的参考。由于编者经验不足，编写时间有限，书中如有不足之处，敬请批评指正。

目 录

第一章

慢性病连续性健康管理概述

第一节　慢性病连续性健康管理概念

一、连续性医疗服务的定义

连续性医疗服务的概念最早由 Shortell 于 1966 年提出，是指患者获得不同组织提供的与之需求相适应的，一系列协调和不间断的服务。我国学者将连续性医疗服务定义为：在疾病发生、发展、转归和康复过程中，以协调的卫生服务建立并完善居民健康档案、信息共享、双向转诊等诸多机制，为卫生服务利用者提供无缝隙、不重复、连续性的医疗照护。

二、慢性病连续性健康管理服务的定义

慢性病连续性健康管理服务的定义：在慢性非传染性疾病发生、发展、转归和康复过程中，将既往医疗机构的被动服务转变为主动

服务，通过医、技、护及多学科团队合作，为慢性病患者建立慢性病标准化管理流程和医护互动的随访体系，从慢性病患者患病后的临床诊治，随访计划的合理制订，并发症的预防，日常健康教育等方面提供规范化、标准化、个性化的医疗服务，保证慢性病患者治疗的连续性。通过系统、规范化的管理，达到减少患者医疗费用、提高生活质量和服务满意度等良好的效果。

三、慢性病连续性健康管理服务的核心要素

（一）从医疗服务提供者的的角度

慢性病连续性健康管理服务包括信息的连续、管理的连续、人际关系的连续三个核心要素。

（1）信息的连续。诊疗及相关信息在整个卫生服务过程中得到有效传递和共享。

（2）管理的连续。医、技、护团队围绕慢性病患者的需求和自身情况变化协同合作，动态调整患者的医疗照护计划，为慢性病患者提供连续不间断的医疗服务。

（3）人际关系的连续。医、技、护团队围绕慢性患者的疾病或健康问题，通过电话随访、远程监控等方式建立稳定持续的关系。其是慢性病连续性健康管理中重要的组成部分。

（二）从医疗服务接受者角度

慢性病连续性健康管理服务包括感受的连续、空间的连续、时间的连续三个方面。

（1）感受的连续。慢性病患者在接受慢性病连续性健康管理服务的过程中体验到的协调、不间断、安全、经济的服务。

（2）空间的连续。慢性病患者接受的慢性病连续性健康管理服务不受家庭或医院地理位置的影响。

（3）时间的连续。慢性病患者从出生到死亡的整个生命周期都能获得卫生服务机构所提供的连续性卫生服务。

第二节　慢性病连续性健康管理的建设背景和意义

一、慢性病连续性健康管理的建设背景

为全面贯彻党的十九大和全国卫生与健康大会精神，2018年1月，国家卫生健康委员会和国家中医药管理局发布《关于印发进一步改善医疗服务行动计划（2018—2020年）的通知》（国卫医发〔2017〕73号），要求各医疗机构顺应国家新时期健康战略和医药卫生体制改革发展形势，为人民群众提供全方位、全周期健康管理服务，提高医疗服务的连续性、有效互动和依从性，促进疾病科普知识的教育，控制慢性病病情发展，降低医药费用，提高医疗服务质量，改善就医体验，提高社会和病人的满意度。2018年11月，国家卫生健康委员公开发布了《进一步改善医疗服务行动计划（2018—2020年）考核指标》，包含14项考核指标和39项二级指标，明确要求医院走出"围墙"，体现全流程、全周期的一体化、连续性医疗服务。建立单一病种一体化临床路径为基础的连续性医疗服务及质控体系成为其中重要的内容。

二、慢性病连续性健康管理建设意义

建设慢性病连续性健康管理具有以下积极意义：

（1）通过医、技、护及多学科团队（标准化）合作，保证患者疾病治疗效果，建立医护互动的随访体系。

（2）加强健康宣传教育，使患者能建立健康的生活方式，减少疾病复发或并发症的发生。

（3）建立良好的医患关系，改善患者的服务体验。

（4）连续性健康管理积累的大数据，在病历分析、循证医学、医学研究、降低入院率、人群健康研究等方面有较大的影响，有利于发掘医疗服务价值。

（5）创新建立完整的基于信息化的慢性病健康管理服务体系，探索"互联网+"慢性病管理在管理规范、信息安全和操作便捷等方面的运用，为优化发展慢性病信息化管理提供参考依据。

第三节　慢性病连续性健康管理宗旨

建立系统的以三级医院为主体，与基层社区联动的基于单个病种的规范化、标准化、信息化、多学科联合的慢性病连续性健康管理体系，提高慢性病患者的诊治质量，方便患者就医，提升患者的满意度；收集大数据，为临床科研提供坚实的数据支持，并为国家建立一个可复制的连续性健康管理体系。

第四节　慢性病连续性健康管理的工作内容

一、服务目的

保障慢性病患者治疗的连续性，优化健康管理模式，提高患者依从性、满意度、治疗效果，建立医疗大数据，用于慢性病患者的科研与后续管理。

二、服务对象

慢性病专科医生对患者病种和病情进行有效评估，纳入符合相应慢性病专病项目组的患者。

三、服务目标

科室项目组根据不同疾病特征，可对慢性病患者患病后的临床诊治、病情稳定情况，以及并发症的预防、康复、生活质量的提高、费用的减少、患者满意度的提高等方面，进行系统管理，达到预期的效果。

四、服务内容

根据病种不同，制订慢性病随访计划，列出慢性病管理服务项目，详细的随访服务内容、随访时间、执行人，并记录随访情况，归入管理档案中。患者随访档案由专人进行管理。

（一）自主选择入组

慢性病患者采取自愿的原则与科室慢性病管理团队签约，注册成为慢性病连续性健康管理服务的会员。

（二）建立慢性病管理档案

慢性病患者签署知情同意书，医护团队为纳入的患者建立健康管理档案，告知服务内容，发放有关健康教育手册指导。

（三）随访管理

医护团队按照随访计划定期对慢性病患者进行随访管理，内容包括：病情评估与监测、检查结果解读、开药、开具检查项目、提供后续连续诊疗建议、定期面诊、定期随访评估、通过电话/网络平台提供咨询。医护团队按随访计划对慢性病入组患者进行电话、图文或网络随访。

（四）诊治绿色通道

根据病情需要为患者预约本科室专家门诊或其他科室门诊，必要时，通过绿色通道入院。

五、服务流程

（1）各专业人员与门诊部工作人员共同向慢性病患者宣传，对有意向的患者登记信息，并移交相关科室项目组评估后决定是否纳入。

（2）慢性病患者通过专科门诊评估，符合筛选条件后，项目组人员向患者交代加入连续性健康管理服务的益处及医学的有限性。

（3）慢性病患者签订知情同意书/协议书，同意加入连续性健康管理。

（4）进入慢性病管理系统，初次进行建档、评估、宣教，制订年度管理计划。

（5）各项目组根据不同的病种设定不同的管理服务项目及制订不同的随访计划。

第五节　慢性病连续性健康管理的标准化操作流程

一、疾病评估

（1）入组前病情评估。

（2）条件筛选。

二、项目介绍

（1）介绍项目组的具体服务内容。

（2）根据慢性病患者需要选择合适的项目方案。

三、慢性病患者入组正式纳入连续性管理

（1）签订慢性病连续性健康管理知情协议书。

（2）询问病情，建立纸质版档案表。

（3）通过HIS系统（医院信息系统）生成医嘱，患者进行缴费。

（4）HIS系统内建立电子健康管理档案。

四、按管理计划月度随访及评估

（1）介绍疾病常见表现、症状，记录档案并签名。

（2）随访了解疾病症状，进行个性化指导；异常指标风险评估干预；了解治疗方案执行情况，并对患者的治疗情况做初步评估；记录档案并签名。

（3）进行运动、营养、心理、社会适应性指导，记录档案并签名。

（4）阶段性汇总随访档案，各项目组分析随访情况并提出下一步随访方案，记录档案并签名。

（5）项目结束性总结，记录档案并签名。

五、根据医生评估情况确定是否复诊

（1）根据随访安排，在病房或通过网络门诊进行复诊。

（2）如有特殊需求可预约科室专家进行门诊复诊。

（3）每季度至少组织一次健康教育，记录档案并签名。

（4）医护、营养团队分析随访记录，及时调整，记录档案并签名。

六、出现其他相关疾病需院内其他科室转诊

（1）联系双向转诊办公室预约其他科室号源，预约成功后，由随访人员通知患者就诊时间，记录档案并签字。

（2）根据病情及转诊意见综合评估，调整管理方案，记录档案并签字。

第六节　国内外慢性病管理概况

一、国内外慢性病管理模式

20世纪60年代，慢性病管理在美国等率先进入老龄化的西方发达国家起源并发展，形成了以慢性病管理模型、慢性病创新照护框

架和慢性病自我管理计划模型为代表的较为成熟的管理模式。我国对慢性病理论模型的研究起步较晚，且缺乏实践积累，对慢性病管理采取"政府领导，全民参与，预防为主，防治结合，积极启动，稳步推进"的指导思想。现阶段，主要是以社区慢性病管理为主要模式。本节将重点介绍国内外具有代表性的六种慢性病管理模式。

（一）慢性病照护（管理）模型

1996年，美国学者Wagner E.H.对当时的慢性病管理服务体系进行大量分析和实验，发现存在以下几点问题：①不重视患者的健康教育，以致其缺乏自我管理；②疏于对患者的回访评估，间接导致患者并发症的出现和病情恶化；③忽略了患者的心理压力问题；④临床信息系统不健全，难以捕捉患者基本情况等。针对上述问题，Wagner E.H.提出了管理流程再造、加强患者健康教育、建立医学专家系统、进行有规律的回访以及完善临床信息系统五大构想，形成了最初的模式框架，并在1998年正式提出慢性病照护模型（Chronic Care Model，CCM）。

在此基础上，Barr.V等人于2002年提出了包括患病人群在内的全人群的加强版慢性病照护模式。该模式强调政府、医务工作者和患者三者间的相互协作（图1-1）。政府从政策上给予支持，把慢性病的管理工作作为公共卫生服务的重点项目；强化临床信息系统的构建和医疗资源的配置；满足慢性病患者的自我管理和健康需求，从而进一步延缓患者并发症的发生和病情的恶性发展，减少医药费用，提升全国整体的健康水平。

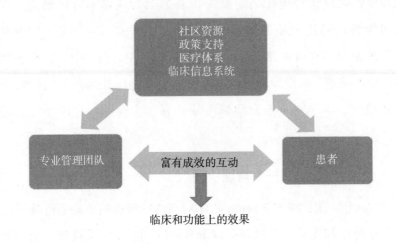

图 1-1　慢性病照护模式

近年来，随着网络技术的加速发展，国内外学者开始将信息技术应用到慢性病管理领域，在慢性病照护模式的基础上构建出慢性病远程管理模式。该模式主要是以医疗机构为中心，用户通过电话及移动互联网等现代通信手段与远程医生获取即时通信，建立医患沟通的过程。医生可通过实时监测慢性病患者的相关指标，建立互联互通的健康电子档案（包括个人信息、病史记录、体检报告等），对慢性病患者进行个性化方案制定、系统化诊断干预、同步化健康管理，有效提高了医疗卫生资源的利用率，开拓了医患沟通的新渠道。

不管是慢性病照护模式还是演变而来的远程管理模式，都是通过调动患者、管理团队以及社会的积极性，从而形成"重资源、覆盖广、强运营"的管理方式。大量的研究结果表明，慢性病照护模式确实对慢性病的发展有良好的控制作用，同时还可以减缓慢性病的病情发展速度。在20多年之后的今天，其仍对澳大利亚及部分欧洲国家的慢性病管理具有强大的指导意义。但是，慢性病照护模式的效用发挥是基于患者的自我管理和社区的积极环境，依赖于健全的医疗卫生体系、完备的医疗卫生设施、完善的医疗组织机构以及专业的医务人员。因此，CCM模型更适合于有良好医疗服务体系基础的发达国家。

（二）慢性病创新照护框架

世界卫生组织（World Health Organization，WHO）在之前的研究基础上，于2002年结合发展中国家和地区卫生资源匮乏的现状和人群的健康状况，对慢性病照护模式中的某些要素进行改进，提出了更适合中低收入国家的慢性病创新照护框架（innovative care for chronic conditions framework，ICCC）。该框架首次提出将服务对象从慢性病患者扩展到社区参与者和患者家人，构成慢性病有效预防、控制和管理的坚实三角。通过政策环境、社区医疗服务以及患者家庭三个基本要素的相互协作（图1-2），从顶层管理的理念出发，整合已有的慢性病管理资源，通过增加政策与资金支持，规范培养慢性病管理的全科医生等举措，促进医疗服务组织 / 社区对慢性病患者进行功能定位，弥补因医疗资源匮乏而难以达到要求的情况。

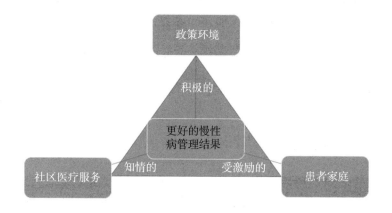

图1-2 慢性病创新照护框架

　　ICCC强调人群健康和健康预防，更加关注对慢性病整个阶段的全方位管理。目前，ICCC框架已在多个中低收入国家及医疗卫生服务水平相对落后的国家得到应用。

（三）慢性病自我管理计划模型

　　慢性病自我管理计划模型（chronic disease self-management program，CDSMP）于2001年由美国斯坦福大学医学院教授Kate R.L.等人提出，他们通过对800多位40岁以上，患有心脏病、肺炎、中风和关节炎患者的健康状况进行调查随访。经与对照组相比发现，参与慢性病自我管理计划的患者在疾病控制和医疗服务利用两大方面有明显改善。前者具体表现为患者临床和实验室评估（糖化血红蛋白、肺功能测定）、自我功能评价（如生活质量和行为活动）和心理状态评估的改善；后者是指患者看病的次数减少和住院时长缩短等。美国学者Mcknight P.等人重点针对膝骨关节炎的中年患者开展为期2年的健康干预实验。对患者进行高频次、多阶段的身体机能训练和每周至少一次（时长90分钟以上）由当地卫生机构组织的健康知识课程。研究发现，自我管理是一种有效的非药物治疗方法，强调"在政府政策支持的基础上，重点干预和管理慢性病患者饮食、行为习惯、服药依从性、锻炼强度、疲劳程度、心理变化、疾病病程等因素"，起到减少患者就诊困扰、降低卫生保健费用、改善患者健康行为的积极作用。除此之外，其便捷、经济的特点使得慢性病自我管理计划模式在英国等国家成功推广。

（四）社区慢性病健康管理工作模式

　　社区是基层医疗系统的重要一环，社区慢性病管理以社区为单位，首次将患者心理因素和环境因素纳入慢性病管理中，以"生物—心理—社会医学模式"为基础，通过采取全面有效的指导干预，为慢性病患者提供全方位、多视角的卫生服务。我国大部分社区卫生服务机构已逐渐开展慢性病管理工作，主要有网格化管理模式和家庭医生签约服务模式两种。

1. 网格化管理模式

社区慢性病的网格化管理模式是将服务区域应用网格地图管理思想进行网络化划分，并覆盖到社区。每个网格结构拥有相应的服务团队并对应每一位居民，团队一般由参加社区家庭医生岗位培训的临床医生、护士及防保医生等医务人员组成，通过N对1的个性化医疗服务，对患者的身体状况进行精细化慢性病管理。

广州市荔湾区多宝街社区是中国率先开展社区慢性病患者网格化管理的地区之一。2011年，按照当地的区域划分为4个片区，分别派驻网格化团队进行管理与医疗服务。团队由临床医师、公共卫生医师和护理人员等构成，分别负责该片区慢性疾病的管理、居民基本资料的统计与收集、患者随访调查等。通过在社区内定期组织有关药物治疗、疾病知识的宣教，提高患者对疾病的认知，树立积极的治疗态度；通过每个季度对社区慢性病患者进行随访调查，对其健康情况进行监测，及时调整用药和生活方式，有利于患者自我监督；另外，将患者的基本情况录入社区信息管理系统，建立全面的电子健康档案。根据谭颖然等研究员对多宝街社区实施网格化管理前后，居民建档率及慢性病管理相关指标、居民综合满意度、社区医师知晓率、社区团队服务项目知晓率的变化情况进行问卷调查分析，发现血压达标人数和满意度分别增长5.5%和1%；社区团队服务项目知晓率和医师知晓率达96.95%和92.37%，明显高于未实施管理前的71.43%和85.12%（$P<0.05$）。研究结果表明，实施网格化管理模式，可提高社区资源利用率，减轻患者个人、家庭及社会的负担，

提高健康水平。

2. 家庭医生签约服务模式

家庭医生签约服务模式是指社区的医护人员通过与居民签约的方式，提供有价值的签约服务，同时进行社会管理，对社区居民的慢性病进行知识普及和咨询。

芦炜等人对上海市长宁区的家庭医生签约模式实施情况进行问卷调查（包括人口社会学特征、医疗服务利用与费用、慢性病健康管理以及服务满意度四部分内容）。在621名（占21.52%）已签约的人员中绝大部分为60岁以上老年人，其中患高血压或糖尿病的比例分别为56.8%和21.9%，另外，签约居民的患病率显著高于非签约居民。调查结果表明，家庭医生签约服务模式可以有效提升社区慢性病患者的依从性，通过面对面的指导与帮助，促进患者与医疗机构之间的沟通与配合。

（五）"互联网+"慢性病管理模式

"互联网+"慢性病管理模式是指借助智能化软件和设备等现代化手段，为慢性病患者提供医疗服务，主要采用智能硬件+大数据平台+APP模式和单一APP模式。前者主要借助智能穿戴设备和手机APP，将采集到的患者的生理数据自动上传至APP端，通过科学分析患者的体征变化，为其制定合理可靠的诊疗方案；而后者需要患者自行将个体生理数据输入系统中，手机APP仅起到记录、提醒和健康教育的作用。

高科技信息技术与慢性病管理相契合，实现了患者自我健康管理、社区医生跟踪、网上药店送药，打造线上与线下相结合的慢性病管理新模式。但其也暴露出很多不足，比如多数软件工具尽管收集了大量的用户健康信息，但是其只是简单地计算BMI（身体质量指数）、睡眠时间、运动量等信息，给出一些基本说明，并没有在实现数据分析、对比和判断的基础上，对个人健康情况以及生活方式等提出个性化健康管理处方。另外，数据的准确性也值得进一步探究。

（六）同伴支持管理模式

同伴支持管理模式（peer support programs to manage chronic disease）是指将患有相同类型疾病的患者分成同一团体或小组，通过其他医护人员、医疗体制、信息系统等对这些团体进行辅助，群内成员可以通过各种形式的分享交流提供相应情感、社会和实践的支持，从而实现自我科学、高效的慢性病管理。见图1-3。

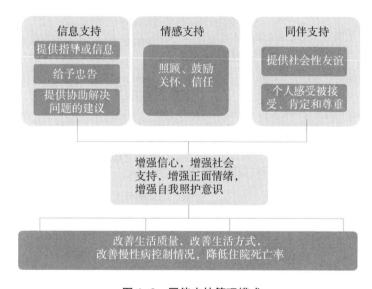

图1-3　同伴支持管理模式

二、国内外慢性病管理发展情况对比

我国慢性病管理模式研究起步晚，大多借鉴和沿用国外的研究成果，目前尚未提炼出基于我国实际情况的系统性理论模型，并且没有形成统一、权威、科学、有效的健康管理理论。究其原因，下面将重点从政策保障、人员培养、信息系统建设三方面对国内外慢性病管理的差异进行对比分析。

（一）政策保障

英国、美国、澳大利亚经过几十年的探索研究，制定了一个系统且全面的慢性病防治解决方案。我国近年来尽管陆续出台了一系列慢性病防治规划战略，但是相关政策（表1-1）和法规仅从宏观层面进行指导，缺乏实践经验总结，且政策调整存在滞后，导致慢性病管理期望与实际工作脱节，以致无法实现慢性病管理的最初目标。

表1-1　国内外慢性病管理的政策文件

国家	《慢性病防治总体规划》	具体政策
英国	《国民医疗体系（NHS）未来五年规划》	本地重组促进医疗整合，大力加强公共卫生及发展全科医生（GP）
美国	《健康人民1990:促进健康与预防疾病》	避免遭受可预防的疾病、残疾、伤害和早死，获得高质量长寿的生命；实现健康公平，消除差异，促进各类人群的健康；创造能够改善全体公民良好健康的自然环境；促进健康发展和健康行为
	《健康人民2000:促进健康与疾病预防》	
	《健康人民2010:了解和改善健康》	
澳大利亚	国民慢性病战略	国家财政拨款、社会健康保险
中国	《中国慢性病防治工作规划（2012—2015年）》	完善全国慢性病防治服务网络
	《健康中国2020战略研究报告》	10个具体目标和95个分目标
	《中国防治慢性病中长期规划（2017—2025年）》	到2020年，慢性病防控环境显著改善，降低重大慢性病过早死亡率 到2025年，慢性病危险因素得到有效控制，实现全人群全生命周期健康管理

（二）人员培养

根据世界经济合作与发展组织（Organization for Economic Co-operation and Development，OECD）数据显示，目前我国全科医学专业执业医生仅8万人（5%），国外全科医生占医生总数的30%以上，我国远低于这个比例。澳大利亚每千人口拥有1.4名全科医生，美国为1.0名，英国为0.7名，而我国仅有0.058名。

在全科医师培养方面，英国、美国、澳大利亚具有完善的规范化培训体系，且由相应的教育管理机构制订培训计划。英国的全科医学教育体系包括医学本科、毕业后教育和继续教育三个阶段。我国的全科医师培养教育大部分采取的是"5+3"模式（5年医学本科教育后再接受3年的全科医师规范化培训）。目前，我国全科医生教育培训体系和制度不统一且医生整体水平不高，部分地区的全科医生学历和专业技能与要求提供的高质量初级卫生保健服务标准还有明显的差距。

（三）信息系统建设

我国自深化医疗改革以来，信息化系统建设发展迅速，虽然许多社区已建立慢性病管理网络系统，但是仍停留在形式上，没有实质性的效用。居民电子信息档案存在患者基本数据缺失、不准确等情况，对医生的临床决策造成影响；社区卫生服务中心、大型专科医院之间未形成信息的互联互通、信息共享，使得重新检查与治疗增加了患者的医疗费用负担；现有的信息系统缺少法律制度的支持，无法确保患者隐私数据的保护，也给慢性病管理中信息的提取与整合提出了挑战。

英国、美国、澳大利亚等国，慢性病管理信息平台已发展得较为成熟。英国国民健康服务体系中存有包括患者的健康记录、疾病数据等大量医疗数据，数据战略委员会对这些数据进行定时整理，并分类向各类机构开放。美国政府早在2009年就通过门户网站Data.Gov实现数据共享。澳大利亚也正在推行电子医疗档案系统（PCEHR）的电子医疗档案管理系统，实现了全国电子病历的统一，为数据共享奠定了坚实基础。

三、未来中国慢性病管理的发展趋势

未来慢性病管理将呈现整合化、标准化的趋势。在现今全国各地全面推行"基层首诊、双向转诊、急慢分治、上下联动"分级诊疗制度的大趋势下，未来康复期、稳定期的慢性病患者的大部分医疗保障工作将通过三类慢性病管理载体来完成，包括独立的第三方专业慢性病管理服务机构、药店和基层医疗机构。前者依托健康管理师和药剂师，后者依托全科医生。健康管理师能够通过改善患者的生活方式来促进慢性病管理，却难以直接融合到治疗、用药中；药店在用药管理上有明显优势；全科医生需要护士等的辅助才能完成慢性病管理服务。因此，未来慢性病管理将以市场需求为导向，整合以上三类载体的优势，培养符合慢性病管理的专业人才。

另外，为有效适应日趋迫切的慢性病综合防治的需求，标准化管理将是未来发展的一个重要方向。通过整合各地慢性病管理监测信息系统，实现健康档案和电子病历的互联互通，提高远程医疗的应用范围和基层诊疗能力，促进资源的纵向整合。

第二章

国内外慢性病政策导向及相关法规体系

第一节 中国防治慢性病总体规划

2015年，联合国发布《改变我们的世界：2030年可持续发展议程》，确立可持续发展目标：2030年由慢性病导致的过早死亡减少三分之一。这标志着防控慢性病工作跨入新纪年，各国政府在应对慢性病方面要承担首要责任。我国的慢性病防控政策不断调整，从无到有、从局部到整体，逐渐出台了一系列慢性病防控相关的公共政策。

一、以医疗改革为框架

2009年，国务院常务会议通过《关于深化医药卫生体制改革的意见》和《2009—2011年深化医药卫生体制改革实施方案》。其中对慢性病工作提出：建立健全疾病预防控制、健康教育、妇幼保健、精神卫生等专业公共卫生服务，完善以基层医疗卫生服务为基础的医疗服务体系；促进城乡居民均等化的基本公共卫生服务；完善以社区卫生服务为基础的新型城市医疗卫生服务体系。

新一轮医改方案正式出台后，提出建立疾病防控体制。国务院2011年制定的国家发展"十二五"规划纲要再次提出建立覆盖城乡的慢性病防控体系。为贯彻落实医改要求，积极做好慢性病预防控制工作，2012年，卫生部等15个部门联合印发《中国慢性病防治工作规划（2012—2015年）》。明确各级政府和相关部门在慢性病防治工作中的职责，构建"政府主导、多部门合作"的跨部门协调机制，着力打造我国慢性病防治体系，提出将健康融入各项公共政策的发展战略。

二、"健康中国2030"规划纲要

2008年，卫生部（现国家卫生健康委员会）正式提出"健康中国2020"战略。2015年，国务院在政府工作报告中首次提到要不断提高医疗卫生水平，打造健康中国。2016年，中共中央政治局审议通过"健康中国2030"规划纲要，旨在加强实施慢性病综合防控战略，确立直至2030年推进健康中国建设的行动纲领。同时，此纲要也是我国积极参与全球慢性病治理，履行联合国2030年可持续发展议程承诺的重要举措。

"健康中国2030"规划纲要在国家层面提出相应政策，明确"共建共享、全民健康"的战略主题。到2020年，中国特色基本医疗卫生制度覆盖城乡居民；到2030年，全民健康的制度体系更加完善，主要健康指标进入高收入国家行列；到2050年，建成与社会主义现代化国家相适应的健康国家。

三、我国防治慢性病中长期规划

2017年，国务院办公厅印发《中国防治慢性病中长期规划（2017—2025年）》，将慢性病防治与管理置于首位，以降低疾病负担，提高居民健康期望寿命，努力全方位、全周期保障人民健康，并直接从政策层面对慢性病管理进行倾斜，对慢性病管理防控做出了重要部署。

四、慢性病健康管理规范

1. 背景

长期以来我国的健康管理存在着需求与服务脱节，市场混乱，缺乏对健康管理实践的规范和监督，主要是缺乏健康管理的具体政策、法规和工作规范，缺乏标准化操作流程和监管。为此，中国健康管理协会于2019年发布《慢性病健康管理规范》（简称《规范》），其内容全面、科学，可操作性强，适合国情，对于有序推动慢性病健康管理具有重要意义。

2. 主要内容

《慢性病健康管理规范》中的健康管理三部曲可以作为健康管理的试金石，可以为从事健康管理的各级医疗卫生单位、健康管理技术服务企业、信息化服务企业等提供指导。

解读：

《规范》适用于医疗卫生服务机构、健康体检机构、健康管理相关企业等对个体开展心脑血管疾病、糖尿病、癌症、慢性呼吸系统疾病等主要慢性病的健康管理服务。《规范》的发布和实施对更好地落实《"健康中国2030"规划纲要》和《中国防治慢性病中长期规划（2017—2025年）》具有重要的现实意义和促进作用，在行业内能够广泛规范和实施，积累经验，在不远的将来，能上升为卫生部门的行业标准。

五、国家慢性病综合防控示范区建设管理办法

（一）背景

为进一步加强慢性病综合防控工作，国家卫生和计划生育委员会（现国家卫生健康委员会）对《慢性非传染性疾病综合防控示范区管理办法》进行修订，制定并发出了《国家慢性病综合防控示范区建设管理办法》。示范区的建设培育适合不同地区特点的慢性病综合防控模式，总结推广经验，引领带动全国慢性病综合防控工作，降低因慢性病造成的过早死亡率，有效控制慢性病疾病负担增长，推进健康中国建设。

（二）具体目标

1. 政策完善

健全完善政府主导的慢性病综合防控协调机制，多部门协同配合，统筹各方资源，在环境治理、烟草控制、健身场所设施建设等慢性病危险因素控制方面采取有效行动。

2. 环境支持

示范区建设与卫生城市、健康城市、文明城市建设等紧密结合，建设健康生产、生活环境，优化人居环境。加强公共服务设施建设，向家庭和个人就近提供生理、心理和社会等服务，构建全方位健康

支持性环境。

3. 体系整合

构建与居民健康需求相匹配、体系完整、分工协作、优势互补、上下联动的整合型慢性病综合防控体系，积极打造专业公共卫生机构、二级及以上医院和基层医疗卫生机构"三位一体"的慢性病防控机制，建立信息共享、互联互通机制，推进慢性病防、治、管整体融合发展。

4. 管理先进

提供面向全人群、覆盖生命全周期的慢性病预防、筛查、诊断、治疗、康复全程管理服务，开展健康咨询、风险评估和干预指导等个性化健康干预。以癌症、高血压、糖尿病等为突破口，加强慢性病综合防控，强化早期筛查和早期发现，推进早诊早治工作。提高基本公共卫生服务均等化水平，推进家庭医生签约服务，强化分级诊疗制度建设。

5. 全民参与

教育引导人民群众树立正确的健康观，用群众通俗易懂的方法普及健康知识和技能，强化个人健康责任意识，提高群众健康素养。

解读：

我国设立了多个国家级慢性病综合防控示范区，为其他地区慢性病防控工作提供参考。《规范》的制定旨在通过示范区的防控和发展，引领推动全国慢性病防控工作。

第二节　基层医疗服务支持政策

一、分级诊疗与医联体

（一）基本背景

1997年，中共中央、国务院《关于卫生改革与发展的决定》中首次提出建立双向转诊制度；2009年，新一轮医改方案中再次明确了要实施社区、医院间双向转诊制度；国家卫生和计划生育委员会出台分级诊疗指导意见，鼓励社区医院设点首诊制，探索建立社区卫生服务机构和大医院双向转诊制度。通过大医院与社区卫生服务机构之间建立双向转诊制度，根据患者病情的轻、重、缓、急、难、易等情况进行分析，通过不同等级的医疗单位对不同程度的患者进行分级分段治疗，形成"小病在社区，大病到医院，康复回社区"的医疗卫生服务格局。2017年，国务院办公厅发布了《关于推进医疗联合体建设和发展的指导意见》，提出三级公立医院要全部参与到医联体建设试点中并发挥引领作用，建立健全覆盖城乡居民的基本医疗卫生制度，为群众提供安全、有效、方便、廉价的卫生服务。2018年，全国两会提出医疗机构要发展"互联网+"医疗联合体，将优质资源下沉，推动分级诊疗有序前行，构建"基层首诊、双向转诊、急慢分诊、上下联动"的分级诊疗模式，逐步解决百姓看病难、看病贵的问题，助力慢性病管理构建及落地。

（二）医联体组织模式

各地要根据本地区分级诊疗制度建设的实际情况，因地制宜、分类指导，充分考虑医疗机构地域分布、功能定位、服务能力、业务关系、合作意愿等因素，充分发挥中央、地方、军队、社会各类医疗资源作用，尊重基层首创精神，探索分区域、分层次组建多种形式的医联体，推动优质医疗资源向基层和边远贫困地区流动。根据社会办医疗机构的意愿，可将其纳入医联体。

1. 在城市主要组建医疗集团

在设区的市级以上城市，由三级公立医院或者业务能力较强的医院牵头，联合社区卫生服务机构、护理院、专业康复机构等，形成资源共享、分工协作的管理模式。

2. 在县域主要组建医疗共同体

充分发挥县级医院的城乡纽带作用和县域龙头作用，形成县、乡、村三级医疗卫生机构分工协作机制，构建三级联动的县域医疗服务体系。

3. 跨区域组建专科联盟

根据不同区域医疗机构优势专科资源，以若干所医疗机构特色专科技术力量为支撑，充分发挥国家医学中心、国家临床医学研究中心及其协同网络的作用，以专科协作为纽带，组建区域间若干特色专科联盟，形成补位发展模式，重点提升重大疾病救治能力。

4. 在边远贫困地区发展远程医疗协作网

大力发展面向基层、边远和欠发达地区的远程医疗协作网，鼓励公立医院向基层医疗卫生机构提供远程医疗、远程教学、远程培训等服务，利用信息化手段促进资源纵向流动，提高优质医疗资源可及性和医疗服务整体效率。

解读：

针对城区老年人和慢性病患者就医不方便的问题，在保证行政隶属关系和财政渠道不变的前提下，统筹人员调配、薪酬分配、资源共享，推进分级诊疗背景下区域医联体建设，有利于优化医疗资源配置，调整医疗资源格局和提高卫生服务效率，充分发挥信息系统对医联体的支撑作用；结合建立人口健康信息平台，统筹推进医联体相关医院管理、医疗服务等信息平台建设，实现电子健康档案和电子病历的连续记录和信息共享；开展预约诊疗、双向转诊、健康管理、远程医疗等服务，促进医疗资源贴近城乡基层，从而为慢性病患者制定个性化、全程化、规范化的慢性病管理服务，提高慢性病管理的可及性和便捷性。

二、家庭医生制度

随着人口老龄化的加剧，长期受慢性病折磨的老人不在少数，他们常常面临行动不便、缺乏陪护等问题。2016年，国务院深化医药卫生体制改革领导小组办公室（简称"医改办"，现国家卫生健康委员会）等七部门印发《关于推进家庭医生签约服务的指导意见》。国务院在 2019 年政府报告中提出，要促进家庭医师签约服务的发展，主要有以下几点：继续巩固工作成果；重点提升基层护理的服务能力；着力提高签约患者家庭的感受度；持续做好贫困人口建卡和签约服务；广泛开展"世界家庭医师日"主题宣传活动;大力推进"互联网＋"签约服务。通过签约服务，鼓励和引导居民在医联体内到基层首诊，上级医院对签约患者提供优先接诊、优先检查、优先住院等服务。探索对部分慢性病签约患者提供长处方服务，有条件的地方可以根据双向转诊患者就医需求，通过延伸处方、集中配送等形式加强基层和上级医院用药衔接，方便患者就近就医取药。

解读：

我国的人口老龄化速度不断加快，慢性病不断增加，给社区居民的身体健康带来严重问题。影响慢性病的因素较为复杂，整个病程发展速度慢，不仅医疗费用较高，也无法给予严格治疗。家庭医生签约服务模式是当前对社区慢性疾病患者开展的一项社区服务工作。该模式在医护团队的服务下，为患者构建健康档案，对社区居民给予健康知识教育，保证自我健康能力的提升，给予患者不同类型的个性化签约服务内容。

结合社区慢性病患者开展家庭医生签约式服务工作，可以将家庭作为单位，给予患者有效的健康保健管理。在实际工作中，为患者投入更多的时间和人力，为患者指明正常的社区卫生服务发展方向，不仅会增强患者的治疗依从性，也有利于临床价值的增强。同时，家庭医生签约式服务工作还可以提升患者的生活质量。家庭医生签约式服务工作还可以增强基础公共卫生知晓率，维护医患关系，形成良好的卫生形象，确保工作人员积极性和责任意识的增强。家庭医生签约式服务模式的应用是健康生活方式积极推行和慢性病社区干预工作的主要保障，不仅使慢性病防治工作更规范，也会增强群众对健康知识的掌握，在社区老年患者慢性病的防治中具有较高的临床效果，能提升患者的生活质量，值得临床推广和应用。

三、医生多点执业支持政策

2009年，国务院发布《关于深化医药卫生体制改革的意见》，首先提出医师多点执业概念，随即出台《关于医师多点执业的有关问题的通知》，开始在试点城市探索，逐步摸索形成多点执业医师管理模式。两年后，为鼓励医师到基层提供诊疗服务，发布了《关于扩大医师多点执业试点范围的通知》。2017年4月，国家卫生和计划生育委员会颁布《医师执业注册管理办法》（简称《办法》），打破了医师执业单一注册的枷锁，对医师自由执业问题做出如下解释：多点执业医师只需确定一家主要执业机构进行注册，其他执业机构进行备案，执业机构数量不受限制。《办法》将过去的"医疗、预防、保健机构"修改为"医疗、预防、保健机构所在地的省级或者县级行政区划"，并规定执业医师的注册地点为省级行政区划，执业助理医师的注册地点为县级行政区划，实现一次注册，区域有效。自此，"医师自由执业"首次写入国家级文件。除了线下执业，线上执业在2018年也有了政策保障。2018年7月，国家卫生健康委员会发布的《互联网医院管理办法（试行）》中，提出了要对医师执业注册进行有条件的适度放开。医师开展互联网诊疗活动只要取得执业医师资质，有3年以上独立临床经验，并经其执业注册的医疗机构同意，就可以开展互联网诊疗。除此之外，互联网医院使用非本机构注册的医师，不用重新注册。

解读：

在推动医联体建设，加快互联网诊疗运行的潮流中，多点执业不可避免地成为改革落地的助推器。为调动医务人员的工作积极性，国家鼓励各地探索多点执业办法和形式，引导人员进行合理流动，让更多的患者享受优质资源，也能让医生最大限度地发挥自身价值，在获得更多收益的情况下，一定程度疏通慢性病防治工作。

四、基本医疗保险支付改革

2017年，国务院办公厅印发《关于进一步深化基本医疗保险支付方式改革的指导意见》，要求各地选择一定数量的病种实施按病种付费，国家选择部分地区开展按疾病诊断相关分组（DRGs）付费试点，鼓励各地完善按人头、按床（日）等多种付费方式。随着医保支付改革的推进，预计95%的药品都将被覆盖在按病种付费为主的多元付费方式之下。医疗保障制度要坚持基本原则，合理确定基本医保待遇标准，使保障水平与经济社会发展水平相适应，将开展慢性病按人头付费作为医保支撑体系的重要内容之一。按人头定额付费是以健康管理为主要手段，提高群众健康水平，减少就诊和诊疗资源消耗，实现医保基金收支平衡，从而降低慢性病发病率、死亡率。

解读：

从社会保障层面，医保政策的变化向慢性病的筛查防治方向倾斜，引导防治重心下沉和兜底困难人群。鼓励社会力量开展慢性病防治服务，促进慢性病全程防治管理服务与居家、社区、机构养老紧密结合，推动互联网创新成果应用，探索慢性病健康管理服务新模式。

第三节　国外关于慢性病连续性健康管理的政策法规

一、美国的慢性病续性健康管理相关政策

（一）美国的医保概况

美国实行的是以商业保险为主的医保体系，与普通商业保险不同，美国的医疗保险已发展成为一体化的管理型医疗保险。其最大特点是将保险公司与医院的职能有效联合，保险组织直接参与医疗

服务体系的管理。保险组织为追求更高的利益，期望降低医疗费用赔付，因此一方面会严格监督医患双方行为，防止不合理费用的产生，另一方面也会对参保人进行健康管理，减少赔付发生的可能。管理型医疗改变了医疗服务费用的支付方式，通过强化管理，规范医患双方的行为，保证医疗质量的同时也控制了卫生费用，实现了医、患、保三方的相互联系和相互制约。

1. 医疗照顾制度（Medicare）

1966年，美国国会正式确立老年医疗保险法，由美国卫生与公众服务经费管理局（HCFA）直接管理。Medicare包括医院保险（HI）、补充医疗保险（SMI）两部分。前者的资金来源于社会保障工资税的一部分，后者25%来自申请人的投保金，余下75%由政府一般收入解决。该制度是对65岁以上年龄的人，以及65岁以下因残疾、慢性肾炎而接受社会救济金的人提供医疗保险。保障的范围包括大部分的门诊及住院医疗费。受益人群约占美国人口的17%。

2. 医疗补助制度（Medicaid）

美国法律对低收入的人和家庭有提供医疗服务的规定。联邦政府和州政府对低收入人群、失业人群、残疾人群提供各种特别医疗项目。Medicaid是最大、最具代表性的一个项目。由联邦政府支付55%、州政府支付45%，共同资助低收入居民，对他们实行部分免费医疗，包括门诊、住院、家庭保健。

3. 私营医疗保险模式

采用管理型医疗模式的保险机构和公司很多，如健康维护组织（HMO）、优先医疗服务提供者组织（PPO）等，它们承担着美国公民的健康管理服务。在市场机制的作用下，健康管理主要形成了以下三种模式：以专业公司为依托的健康管理、以医疗机构为平台的健康管理，以及社区医疗机构进行的健康管理。不同模式的目标服务群体并不同，它们主要分别对高端人群、中层人群和普通人群提供服务。因此，不同收入水平的美国人，能够享受到不同水平的健康管理。同时，健康管理内容也在不断丰富，包括生活方式管理、需求管理、疾病管理、残疾管理等，管理全面而深入，对改善国民健康状况起到了实质性作用。

（二）医保支付政策

1. 按绩效支付（pay for performance，PFP）

按绩效支付是指根据卫生服务提供方对患者医疗服务质量改进的表现，向其提供经济奖励或惩罚的过程。通过约束医疗服务行为，减少不必要的医疗服务，改善患者的健康状况。按绩效支付对服务质量改善有一定正向作用，患者再入院人数显著减少，就诊等待时间缩短，有助于改善就诊流程。

2. 捆绑支付（bundled payment）

捆绑支付又称为打包支付（packaged pricing）、基于治疗事件的支付（episode payment）等，是指支付方通过测算，预先确定一整套医疗服务（预防、治疗、康复）的总支出（目标价）来支付医疗费用，医疗服务提供方分担目标价与实际成本之间的差额造成的任何损失或结余，目的是激励医疗服务提供者提高医疗服务的协调性和效率，同时以更低的成本改善医疗服务质量和结果。其主要特点：一是允许提供者在服务之前知晓患者将支付多少费用，且捆绑支付只在服务结束后向提供者进行补偿；二是要求服务提供方承担风险，包括支付由并发症、再入院等引起的超出目标价的费用。捆绑支付推广后可节省国家卫生保健支出，同时还可以提供更高质量的医疗服务。

3. 共享结余和风险分担支付

共享结余（shared savings）和风险分担（shared risks）支付是美

国责任医疗组织（accountable care organizations，ACOs）模式下的主要支付方式。年初为ACOs预先设定本年医保费用上限，年终统一结算；在医疗服务质量达到标准，且节余比例达到限定值的情况下，若实际医保费用低于限定额，则ACOs可以按协议比例保留节余部分作为经济奖励；若高于限定额，则要求ACOs与支付方共同承担损失。通过风险分担，医疗服务支付方和提供者就设定的预算和质量阈值达成一致。如果医疗机构不能将成本保持在设定的基准水平以下，其必须承担超出部分的医疗成本。与只有共同储蓄的安排相比，风险合约的参与者通常有更大的机会分享潜在的储蓄。美国实施共享结余和风险分担支付后，医保支出控制取得了积极的进展。多种报告表明，ACOs大多数降低了医保支出，与此同时，在慢性病管理方面，医疗质量提高4%。

（三）以市场为主导的分级诊疗制度

美国的分级诊疗是由市场主导，以高份额的私营医疗服务和健康保险市场为基础，根据个人缴纳保险金的多少，并结合个人的支付能力提供服务。美国三级医疗服务体系分工明确，其包括三级医疗机构，三级医疗机构各司其职，为分级诊疗的发展与国民健康水平的开展夯实基础。DRGs支付方式使双向转诊有序进行。在美国，各种医疗费用的保险以疾病诊断治疗为分类指标，并且要求患者服从医生的指令，如果因为不听医生的指令而导致病情延误或延期出院，所产生的额外费用需要患者自行承担。这种方式控制了政府以及医患方面的利益，推进双向转诊有序进行。

（四）慢性病患者用药政策

慢性病给社会养老与医疗服务带来巨大压力，为了病情稳定，需以药物治疗来维持身体状况。美国采用的处方重配（medication refill

或refill authorization）是对用完的药品进行再次配发，这也是医生授权后对处方的再次执行和调配。这种长程处方的有效期，从初期的6个月内可取药5次到近年来的12个月内可取药6次，每次可取60天的药量。处方重配可以提高慢性病患者用药依从性，简化就医流程，降低医务人员的工作量。

以芝加哥大学医学中心为例，采用两种慢性病取药模式。第一种是送药上门，对病情允许且定期用药的慢性病患者，由护士将药物送至患者家中；第二种是由家庭医生为主导，并让固定药师参与一对一长期复诊患者的用药指导，通过用药门诊、家庭随访、电话随访等方式提高慢性病患者的用药管理水平。

二、德国的慢性病连续性健康管理相关政策

1.德国的医疗保险政策

德国的医疗保险制度起步较早，20 世纪 70 年代开始实行总额预算制度。医院间由于监督和竞争机制不足而效率低下，不同医院的服务质量也参差不齐。1989年，德国发布的《医疗改革法案》中明确指出，保证医疗服务质量是一项法律义务，对医疗服务的质量和效率都提出了相应的要求。2007年，德国推出 DRG-only 价格系统的全面实施计划。在门诊方面，德国仍采用点数法，即总额预算制下的按服务付费的方式。医疗保险公司先按人头向德国医师协会预付费用，医师协会通过对门诊医师的服务计点积分进行计算，根据提供服务的积分价值向门诊医师支付相应的费用。

2."健康金齐格塔尔"项目（healthy gesundes kinzigtal intergrated care，GK）

德国一直将卫生服务体系整合作为卫生体系改革的首要目标，

致力于改善卫生部门之间的分割，加强服务协作。"健康金齐格塔尔"是德国西南部的综合性医疗保健计划，由区域医疗公司（gesundes kinzigtal）与地方医生网络（MQNK）及医疗保健管理公司（optiMedis AG）共同成立。其资金来源于法定医疗保险基金，以降低慢性病预防的医疗费用为目的，有效地促进医疗保健系统跨部门合作，降低慢性发病率和流行率，从而达到医疗保健成本的降低。该项目主要针对人群健康状况影响较大但干预效果良好的常见疾病，目前开设了约20个健康管理项目。

三、荷兰的慢性病连续性健康管理相关政策

1.荷兰的医保政策

荷兰是较早实行社会医疗保障制度的国家，其医疗保险体系由基本医疗保险、特殊医疗保险和补充医疗保险构成。自2006年起，基本医疗保险转变为强制性私人保险，覆盖门诊、住院、生育等费用；特殊医疗保险主要涉及长期护理；补充医疗保险则是对基本医疗保险的补充。荷兰是欧洲法定医疗保险（statutory health insurance，SHI）的国家中唯一实施全科医生（general practitioner，GP）首诊制的国家。病患可以自主选择GP签约并且免费，但有严格的转诊制度，由保险公司直接和GP结算。

2.疾病诊断治疗组合项目（diagnoses treatment combination，DTC）

疾病诊断治疗组合项目（DTC）是2000年由糖尿病医疗服务衍生的初级卫生保健服务包，由GP、内分泌科医生和糖尿病专科护师组成医疗团队，对签约患者提供服务。患者可以参与糖尿病互动教育计划，根据荷兰糖尿病治疗标准，制定个性化的治疗方案。项目中明

确医疗团队成员的职责，依据病情程度对患者进行分级，并严格执行转诊制度。内分泌医生监督专科护士工作，担任GP的顾问。专科护士监督GP，并提供护理指导。GP向护士告知有关患者及护理过程的相关的信息。对于病情复杂的患者则由内科医生对专科护士提供指导。项目还建立多学科电子病历记录，可对患者慢性病治疗指标进行持续监督、评估及反馈。

四、法国的慢性病连续性健康管理相关政策

1.法国的医保政策

法国建立了较为完备的医疗保险体系，医疗保险受众广，甚至惠及移民及法国留学生。基础性、补充性和商业性三个层次保障医养结合服务费用，基本全覆盖保障医养结合服务的支出。强制医疗保险报销比例接近70%，剩下的30%通过补充医疗保险报销后，个人承担的费用很少，并且法国的医保制度赋予法国人最大的尊重，包括选择医生的自由和对患者的权利给予充分的尊重。

2.慢性病服务相关政策

从2007年起，法国颁布《安度晚年（2007—2009）》和《高龄互助（2007—2012）》政策，实现了多元化的慢性病服务模式。一是居家服务，医疗机构提供上门服务的医护团体，其中包括医生、护士、秘书、助理，以便于节省医疗资源和解决居家就医难的问题。二是养老机构模式，针对养老机构中健康状况欠佳又不愿住进医院的老人开展相应的医疗服务，并和医疗机构联动，建立完善的转诊体系。三是家庭医生模式，针对行动不便的慢性病患者，通过全科医生的诊断和处理，为患者开具家庭医疗处方，进行监督随访，并由自由职业护士对患者进行长期的护理。

五、丹麦的慢性病连续性健康管理相关政策

1. 丹麦的医保政策

1973年起，丹麦推行通过税收筹资基金的全民医疗保险制度。自2013年后，家庭护士服务、全科医生随访、特殊人群（儿童、残疾人或精神疾病患者）牙科服务、校园卫生服务，以及药物滥用的治疗等被纳入丹麦医疗保障制度支付范围。由公立医院和全科医生诊所提供的卫生服务一般由医疗保障制度全额偿付（按服务项目付费），私立医院以及私人诊所提供的卫生服务一般由区政府和辖区内医师协会协商确定医疗保障制度的偿付比例。

2. 慢性病相关政策

2002年，丹麦发布《2002—2010年丹麦政府公共卫生政策目标与战略》，着重对八大类九种慢性病的疾病预防工作提出要求，包括Ⅱ型糖尿病、癌症、心血管疾病、骨质疏松症、肌肉骨骼不协调症、过敏性失调（包括哮喘和过敏）、精神紊乱，以及慢性阻塞性肺病等慢性病被设定为重点疾病。2004年，丹麦为提高卫生服务机构在慢性病预防服务中的协同性，针对以上重点疾病启动了卫生服务计划，构造系统化的慢性病管理框架，涉及9个子项目。2005年，丹麦财政投入1.34亿欧元建立了18个卫生中心，让慢性病患者可以通过全科医生或者分级转诊的模式接受慢性病治疗服务。

第三章

大型公立医院慢性病连续性健康管理服务的组织管理架构及申报审批流程

第一节　慢性病连续性健康管理服务的组织管理架构

一、成立慢性病连续性健康管理服务办公室

在门诊部下成立慢性病连续性健康管理服务办公室（简称"慢连办"），直属门诊部统一管理。设办公室主任1名、医学统计人员1名、护理人员1名、综合岗位1~2名。

慢连办职责：

（1）在门诊部的统一领导下，按照专家委员会制订的医院慢性病连续性健康管理计划，负责具体工作的落实和管理。

（2）负责制订办公室工作计划、工作规范、服务流程，及时总结工作经验。

（3）研究新时期健康发展各项政策，创新管理思路，协调推进

各项目组工作，解决存在的问题，促进项目实施。

（4）负责新项目申报组织工作，根据各项目组服务需求，对项目进行初级审核，协助各专科组织多学科服务团队，提高管理服务质量。

（5）组织项目质控分委会和信息化建设及管理分委会的工作，对各项目的运行、质量、信息等工作进行监督和处置。

（6）为各项目组管理的患者提供院内科室的转诊预约服务和管理。

（7）负责持医院慢性病连续性健康管理卡的患者现场反馈和投诉等工作，定期开展满意度调查工作，提升整体管理水平。

二、成立慢性病连续性健康管理专家委员会

组长1人、副组长1人、成员若干人，涵盖医保办、医务部、护理部、药学部、信息中心、财务部、运管部等核心部门骨干成员，另配秘书1人。

慢性病连续性健康管理专家委员会（以下简称"专家委员会"）的职责如下：

（1）专家委员会由院长、分管副院长以及有关职能部门负责人和临床项目组专家等组成，是医院慢性病连续性健康管理的核心组织。

（2）专家委员会每半年或不定期召开会议，对与医院慢性病连续性健康管理有关的问题进行研究和讨论。

（3）负责制定医院慢性病连续性健康管理总体规划，并根据政策要求及时修订整体规划，建立相适应的规章制度或规范。

（4）负责审批临床科室新申请的慢性病连续性健康管理项目。

（5）负责指导及督查慢连办对各项目组和相关部门的服务管理

工作。

（6）负责慢性病连续性健康管理服务体系建设和数据统筹管理。

（7）具体工作由慢连办负责组织及落实。

三、成立慢性病连续性健康管理质量与安全管理专业委员会、定价和分配管理专业委员会、信息化建设和数据管理专家组

慢性病连续性健康管理质量与安全管理专业委员会由医务部、护理部、门诊部、临床科室相关专家组成。

质量与安全管理专业委员会职责：

（1）在专家委员会的领导下，负责监督慢性病连续性健康管理项目服务中医疗、护理工作的质量和安全，监督各项目目标达成情况。

（2）按慢性病连续性健康管理医疗和护理评价标准及质量检测操作流程，指导各项目组开展质量管理工作，促进医疗安全。

（3）定期召开项目质量与安全管理会议（每半年一次），及时总结工作，发现问题和商讨解决问题的措施；开展医疗质量、护理质量与安全教育培训工作，定期组织培训会（每年一次），共同提高医疗质量和安全工作管理水平。

（4）通过定期督查（每半年一次），向专家委员会反馈医疗、护理质量与安全工作情况。

（5）对慢性病连续性健康管理的发展趋势进行前瞻性研究，探索更加严谨、科学的医疗质量和安全评价方法。

（6）负责定期（每半年一次）组织和开展服务满意度调查，发

现问题并提出改进方案。

定价与分配管理专业委员会由财务物价、运管部、审计等部门组成。

定价与分配管理专家组职责：

（1）及时了解并贯彻执行各级政府层面的相关财经政策，从经济角度为工作的开展提出合理化建议，制定符合国家政策和法规的医院相关经济支持政策。

（2）审核并制定适宜的各项目收费定价标准，并符合物价相关规定。

（3）研究制定项目经费的具体分配方案，并报医院经管会讨论和批准。

（4）督导和管理服务过程中有关经济活动的可行性、合法性，并对经济运营情况做出及时、准确和客观的分析，提出调整的合理化建议。

建议分配原则：慢性病连续性健康管理服务收取的劳务费用为科室50%、门诊部8%～10%、医院40%～42%。

信息化建设与管理专家组由信息中心牵头，由门诊部、临床科室项目组相关人员组成。

信息化建设与管理专家组职责：

（1）信息系统建设规划与实施，与各项目组密切合作，建立医院慢性病连续性健康管理信息化建设方案，制订年度计划并执行和考核。

（2）负责信息化建设的管理与运行维护。

（3）掌握信息化建设在慢性病管理方面的新发展、新技术、新应用，为医院开展连续性健康管理服务提供技术支持。

（4）负责信息系统使用授权，明确数据库用户及权限设置，用户权限的申请、变更都应按规定履行审批手续。

（5）负责数据的存储和安全，按照专家委员会制定的数据管理流程要求进行数据提取管理。

第二节　慢性病连续性健康管理服务的申报审批流程

一、项目申报审批流程

各学科的项目组需集体讨论并填写慢性病连续性管理服务项目申报表，交科室管理小组审核同意并签字后报送门诊部慢连办初审，同时上交《慢性病连续性健康管理项目书》，初审通过后报慢性病连续性管理专家委员会审核，审核通过后由组长、副组长签字，最后交财务部落实定价及分配方案等。

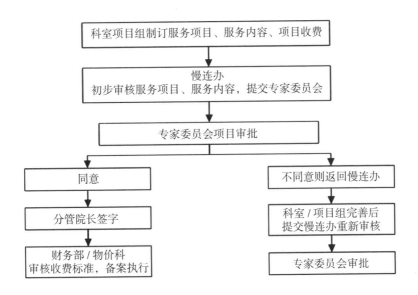

图 3-1　慢性病连续性管理项目申报流程图（以四川大学华西医院为例）

二、项目填报内容

（1）服务目的：保障慢性病患者治疗的连续性，优化健康管理模式，提高患者依从性、满意度、治疗效果，建立医疗大数据等。

（2）服务对象（入组范围）：科室项目组根据病种评估病情，确定纳入范围。

（3）项目目标：科室项目组根据不同疾病特征，可对患病后的临床诊治，病情稳定情况，并发症的预防、康复，减少费用，提高生活质量，患者满意度等，通过系统管理达到预期的效果。

（4）项目团队构成：搭建项目组团队组织架构，确定项目组具体成员。

（5）知情同意书：项目组需履行告知义务，与入组患者签署慢性病连续性健康管理知情同意书。

（6）服务内容：根据病种不同，制订随访计划，列明服务项目及详细的随访服务时间、内容、执行人，记录随访情况并归入管理档案中。

第四章

大型公立医院慢性病连续性健康管理服务的运营和绩效管理

第一节　医院慢性病连续性健康管理服务的运营管理

一、医院运营管理简介

（一）医院运营管理的概念

医院运营管理（hospital operation management）是对医院运营过程的计划、组织、实施和控制，是与医疗服务创造密切相关的各项核心资源管理工作的总称。医院运营管理对医院提供的医疗服务进行有效整合及利用，以实现投入产出过程效率、效益和效能的最优化过程。

（二）医院运营管理的内容

医院运营管理主要包括医院效率与效益评价、资源评估与配置、流程梳理与优化、成本分析与控制、绩效管理和分配及客户满意度等。其中医院资源主要包括人力资源、设备资源及空间资源。

例如，四川大学华西医院于2005年率先在国内公立医疗机构中成立了运营管理部。运营管理部由医院院长直管，隶属于行政职能部门，服务于临床科室，整合了运营和绩效管理职能，下设专科秘书、专科经营助理和绩效助理3个岗位。每科室配置1名专科秘书，定点在科室从事行政事务工作；2～3个科室配置1名专科助理，协助科室管理层在医院的战略指导下开展运营管理工作；全院整体规划配置绩效助理，主要从事医院的绩效管理和分配工作。围绕医院的战略目标，运营管理部内部岗位间互相协作，外部与职能科室和临床科室密切交互，为医院在各职能部门间以及临床科室和职能部门间架起沟通协作的桥梁，建立了上传下达、下情上晓、合纵连横的组织管理机制，有效促进运营和绩效管理的紧密结合，支撑医院的业务发展。

（三）医院运营管理的意义

医院运营管理应用科学的管理学方法对医院资源进行合理、规范、高效的管理，为医院长期战略和中期决策提供依据。医院运营管理更关注医院日常业务和一线医疗服务的情况，并要求根据一线情况实时反馈和调整，以提升运营质量和效率。

二、医院运营管理在慢性病服务中的应用

医院运营管理在慢性病连续性健康管理服务中的应用主要体现在资源配置、流程优化及绩效引导中。本节主要将从人力资源配置和流程管理角度出发，介绍相关方法及慢性病服务实际案例。

（一）医院人力资源配置及方法简介

1. 医院人力资源配置

医院人力资源（hospital human resource）是指在医院中拥有一定知识、技能的人员的总和，涵盖了所有劳动人口的劳动能力。医院人力资源主要包括专业技术人员、管理人员以及工勤技能人员三大类。

医院人力资源配置（hospital human resource allocation）是根据国家卫生人力发展规划、本地区医疗卫生发展目标的要求，结合医院功能定位、业务规模、战略规划等因素，运用科学有效的方法，对各类岗位人员数量、质量及结构进行设置的过程。

2. 医院人力资源配置的方法

医院人力资源配置由定量和定性相结合，适当引入统计学方法，并应保持一定动态性。

1）定量

（1）平均工作效率法：根据一定时间段内同类型岗位员工的平均工作负荷、效率进行配置。

（2）设备配置法：根据医院各类设备的数量、设备动用率、每台设备所需工作人员数量及开台班次进行配置。

2）定性

（1）程序分析法：根据程序为分析研究的基本对象和基本单元，以揭示程序的结构和运作规律，借助流程图、5W1H表等工具，分析研究目标岗位、工作内容及负荷，并就人员配置提出建议。

（2）岗位职责法：根据业务分工、岗位数量及职责范围进行配置。

（3）比例配置法：根据国家相关医务人员配置比例标准进行配置。

（二）慢性病管理团队的人力资源配置

慢性病管理（chronic care model，CCM）作为慢性病的管理框架，是建立在患者、医务人员和政策层面共同干预的前提之上。慢性病服务人力资源根据医疗服务性质及内容，通常适用于岗位职责法及程序分析法。

1.模式构成及职责

完整的慢性病管理团队一般由临床组、质控组、应急组、信息组和协调组组成，按慢性病种类管理。

［例1］

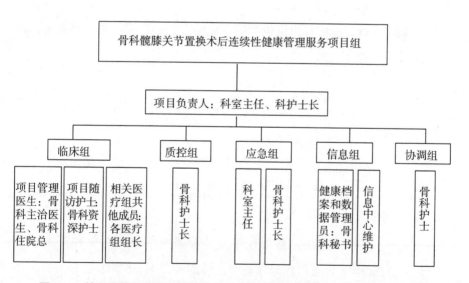

图4-1　某医院骨科髋膝关节置换术后连续性健康管理服务项目组织架构图

（1）临床组：由医师及随访护士等组成。医师主要负责制定方案和管理门诊随访，随访护士主要负责管理患者健康档案及个体化健康教育，具体职责如下：

表 4-1　某医院慢性病管理团队构成及职责

慢性病管理团队构成及职责

内容	职责	频次	地点	负责人
患者纳入途径	专科医生、随访护士结合患者病情及需要推荐纳入		门诊/住院病房	专科医生、随访护士
建立健康档案	1.根据患者情况，对连续性健康管理服务进行宣讲 2.协助签署知情同意书，确定加入连续性健康管理 3.询问病史，完善建档简表 4.完成各评估量表 5.建立健康档案夹，负责资料录入	1年/次		随访护士
门诊随访管理	1.评估患者病情、慢性合并疾病情况、伤口情况等 2.评估患者伤口疼痛、生活质量、心理、营养等情况 3.检查结果指导、方案调整 4.对于复杂病例可开展多学科联合会诊，为患者提供系统化诊治与生活方式干预方案	根据病种情况，4次/年、6次/年、12次/年等		随访医生、护士
个体化健康教育	1.相关知识宣教，发放健康教育手册 2.异常指标风险评估与干预 3.肢体活动指导、疾病监测、用药、饮食等指导 4.提问了解患者吸收接受程度，告知下次复诊时间	根据病种情况，4次/年、6次/年、12次/年等		随访护士

（2）质控组：由具有医疗行政管理职务的高级职称医师和护士组成。质控组定期（每半年一次）检查组内管理方案执行情况，进行服务患者及服务提供者满意度调查、项目目标达成情况调查，及时发现问题，并针对问题进行改进。

a. 慢性病连续性管理服务满意度调查。

b. 项目完成情况评估。项目组每半年对签约患者管理情况进行一次管理质量评估，并将评估结果报给慢性病连续性健康管理办公室；该办公室针对项目组评估情况，再对签约患者进行抽调复核，形成评估结果，每年将评估结果上报慢性病连续性健康管理专家委员会。

（3）应急组：由负责人、科室主任、住院总、护士长等组成。在服务过程中患者若发生意外情况，积极给予处理并开设患者绿色就医通道。一旦发生任何需要应急处理的情况，按以下操作流程进行。

a. 通知应急小组立即组织进行应急处理。

b. 必要时积极协助联系救护车尽快出诊急救、转诊等，必要时住院治疗。

c. 上报门诊相关部门。

（4）信息组：由科室秘书、信息建设负责人及工程师组成。

a. 科室秘书：负责健康档案数据维护；管理患者档案：患者档案填写完整性核查，包括推送给患者的各种表单、患者相关检查资料的图片上传等。

b. 信息建设负责人及工程师：通过建立慢性病管理平台，完善慢性病管理电子档案系统，为临床提供诊治及管理依据。未来还可利用穿戴设备和移动医疗技术完成远程血压监测、血糖监测、体重监测、运动能耗监测等数据回传及分析。

（5）协调组：工作由慢性病连续性健康管理办公室承担。

a. 运行管理：①定期随访抽查的情况，评估患者用药的依从性，并反馈给质控组及临床组；②定期组织召开由临床组、质控组参加的慢性病管理专病讨论会，分析管理情况，提出改进措施；③组织慢性病管理期结束后的绩效评价工作。

b. 沟通联络：①组织实施慢性病管理工作各项事宜及各组之间的工作沟通。②每月登记科室入组的慢性病管理患者及管理医师情况。及时将慢性病管理患者的各种信息，包括数据、意见等反馈给相关人员。③负责与入组患者定期沟通，及时将患者的意见与建议反馈给科室医师。定期发送短信宣传与提醒服务。

（三）医院流程管理

1. 医院流程管理概念

医院流程管理（hospital process management）是以构建点到点的医院服务流程为中心，以持续提高效率为目的的一种系统化管理方法。其强调规范化、流程、持续性和系统化，形成一套认识流程、建立流程、优化流程、流程自动化、流程运作的体系，并在此基础上开始再认识流程的新循环。

2. 医院流程管理及优化的意义

医院流程管理是现代医院管理的一个新视角。医院从流程进行管理，有利于提高管理效能和医疗服务水平，提升医院工作效率和管理品质，体现医院品牌的竞争优势，实现资源成本最小化。实施以患者为中心的流程优化项目，有利于医院提高流程实施能力，减少流程缺陷，切实提高患者和员工的满意度。

3. 医院流程管理内容

流程管理包括三个方面：规范流程、优化流程和再造流程。具体在医院流程管理中，首先要建立规范化的流程体系，关注项目实施过程中的效率，对不合理、不方便员工和患者或消耗成本环节的流程进行优化；对完全无法适应现实需要的流程进行再造，从而减少医院的管理层次，剔除无效环节，缩短流程时间。

4. 医院流程管理步骤

医院流程管理首先需建立流程团队并设立团队负责人，然后界定核心流程，绘制流程图，评价核心业务流程状况后开始试运行。试运行期间发现问题，找出核心流程的薄弱环节，针对问题优化流程，以保证流程正式运行。流程管理中，需要循环评估流程、发现问题，并根据项目需求不断优化流程。

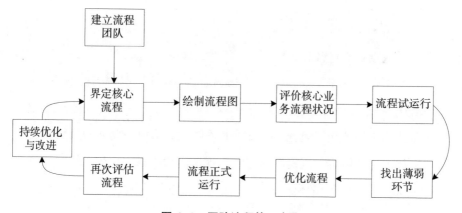

图 4-2　医院流程管理步骤

5. 慢性病流程管理的应用

1）医疗服务流程

医疗服务流程是指医院向患者提供各种医疗及相关服务的流程，强调以患者为中心，为临床提供规范化和便捷的服务。医疗服务流程分为核心流程和辅助流程，医院门（急）诊、辅诊、医技检查等诸方面的流程都是核心流程。

2）疾病诊治流程

该流程由医务人员执行，直接影响医务人员的工作效率和医疗质量，如某病种的临床路径和临床护理流程等。流程管理要求医院制订出最合适的诊疗路径，使医疗工作具有统一的诊疗标准和流程，使医疗技术、服务质量和医疗行为更加规范。

［例2］某医院慢性病连续性服务建档流程

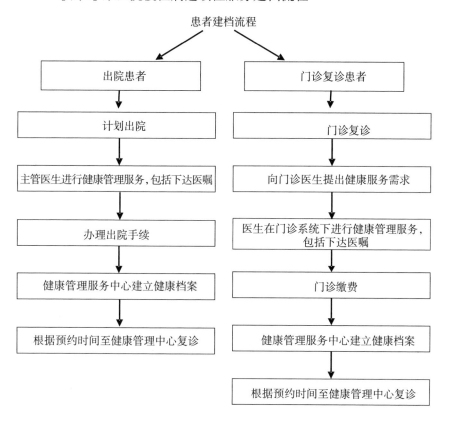

图4-3 患者建档流程图

［例3］某医院慢性病连续性服务院内转诊流程

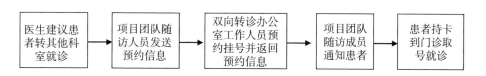

图4-4 院内转诊流程

3）行政管理流程

　　该流程由管理工作者制定和执行，主要影响管理效率和质量。行政管理流程涉及临床科室和职能科室，是医院内部的管理流程，相对于医疗服务流程，行政管理流程只作为辅助流程，如质量控制、财务报销、医疗费用和药品管理流程等。

　　［例4］某医院慢性病连续性服务投诉、收费及退费流程

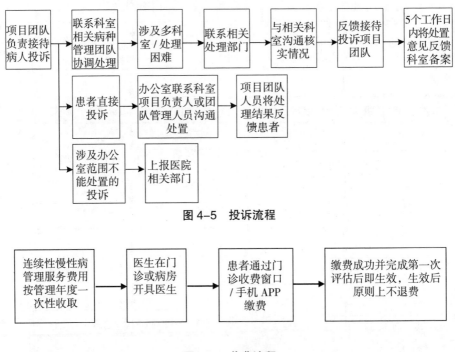

图 4-5　投诉流程

图 4-6　收费流程

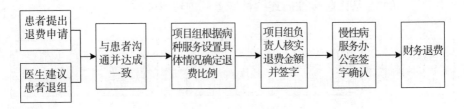

图 4-7　退费/特殊退费管理流程

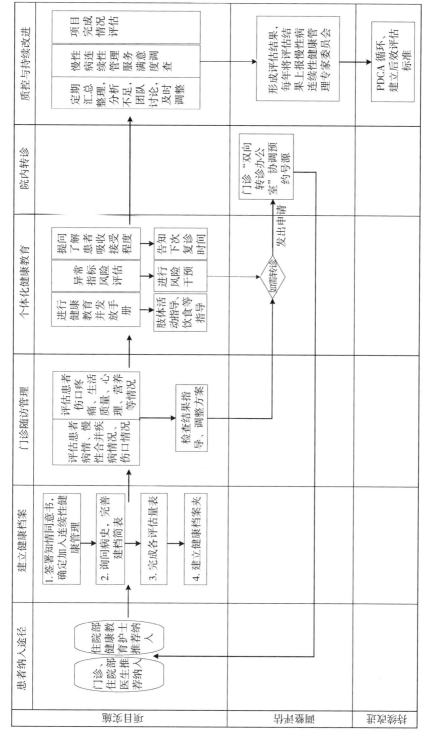

图 4-8 某连续性健康管理服务项目流程

4）综合流程管理

通常，医院的大型项目不仅是单一类型流程，而是将医疗服务、疾病整治和行政管理流程有机结合，即综合流程管理。综合流程不仅从患者角度关注医疗服务体验，且关注诊疗提供全方位、全流程的服务，注重持续优化。

根据上文慢性病管理团队的人力资源配置、岗位职责以及工作实际，慢性病管理工作基本流程主要包含：纳入患者——建立档案——实施慢性病管理——质控与改进。

第二节　医院慢性病连续性健康管理服务的绩效管理

一、慢性病连续性健康管理服务绩效管理的意义和目的

目前，慢性病健康管理业务在大多数医疗机构还属于起步探索阶段，尚未形成成熟的运营模式，要在医疗机构得以广泛推广，除了国家政策层面的大力支持外，还需要在医疗机构内部的管理体制和机制上进行创新和适配，其中，有效的绩效管理支撑体系尤为重要，亟待构建。绩效管理的概念不仅仅局限于绩效考核或分配，而是一个包含绩效的计划、执行、沟通、反馈及改进等多个环节的管理循环（plan-do-check-act，PDCA）优化过程。绩效管理的理念已经从传统的结果管理转变为贯穿事前—事中—事后的全过程管理。医院慢性病健康服务的绩效管理目标导向就是要在国家的政策引领和医院的战略规划下，探索发展符合国情和医院自身实际情况的基于病种的慢性病健康管理服务模式，在逐步扩大覆盖面的基础上做到数量和质量并重。在这个过程中，仅仅关注医务人员的绩效

考核分配是远远不够的，因为医院和科室层面的战略、资源配置、流程、制度等都会对其产生影响。1966年，美国学者Donabedian提出通过测量结构—过程—结果（structure-process-outcome，S-P-O）3个维度的指标，对医疗服务质量进行评价。四川大学华西医院作为国内最早开展规范化慢性病管理服务的医院之一，将SPO的管理理念应用于慢性病健康服务的绩效管理实践中，从结构、过程、结果三个维度构建全过程的慢性病健康管理服务的绩效管理体系。

二、医院慢性病连续性健康管理服务的绩效管理体系构建

（一）医院绩效管理体系概述

现代医院的绩效管理体系不再简单局限于绩效的考核和分配，也打破了传统单一的以成本核算为基础的收减支核算分配模式，而是有更丰富的内涵和维度，包含了战略管理、全过程管理、运营管理和循证管理的思想。华西医院作为大型公立医院绩效改革的先锋，其绩效管理体系以医院战略为核心，将绩效的计划、实施、沟通、反馈和改进的全过程环节融入医院、部门科室、岗位的各个管理层级中，通过绩效管理将运营管理、医务管理、教学科研管理有机融合，从结构、过程和结果多个维度保障医院战略的落地。绩效管理需要有力的组织保障和制度支撑，绩效管理核心的绩效考核分配体系是基于医院分系、分类、分层、分级的人事管理制度，分职系、按岗位，结合目标管理和关键指标的要求来构建的。临床医、护、技按不同的职系特点分开考核，有不同的绩效管理目标以及分配模式。医师职系的门诊、会诊、值班等单项工作一级考核分配到个人，对于

手术性科室手术绩效占比最大，由医院根据手术考核指标（手术系数）一级考核分配到医疗组，科室可在一定范围内对一级考核分配结果进行二级考核调整；对于非手术科室，则由医院根据质效指标一级考核到科室，科室再进行二级考核分配到个人。护理职系以岗位管理为基础，绩效由个人岗位绩效和团队绩效两部分构成。个人岗位绩效部分由个人护理级别、夜班承担情况决定；团队绩效由所在护理单元级别和质效关键绩效指标共同决定，在合理的人力配置基础上，护理单元级别根据人均负荷强度、承担风险和特殊技能要求等因素分为6个等级。行政后勤职系以岗位价值和岗位管理目标为核心，结合个人成长和目标完成情况考核。

（二）医院慢性病连续性健康管理服务绩效管理的特点和重点

慢性病健康管理服务的运行涉及多种类型的岗位，比如有各临床科室的慢性病团队，包含医师、护士、技师等多个不同的岗位；还有慢性病连续性健康管理服务办公室的管理服务团队，包含管理、质控等岗位。不同类别的岗位属于不同的职系，有不同的特点和职业发展规律，所以应根据其特点制定适宜的绩效方案。

慢性病健康管理服务以病种和团队为单位开展，医院在考核分配时应体现团队的整体贡献，但在医院绩效体系中，团队成员又可能分属于不同职系的绩效考核单元，因此在绩效考核时要处理好"整"和"分"之间的关系。

临床科室的慢性病管理业务与其他一般性业务之间存在着人力、空间和设备资源交叉共享的情况，因此科室在进行绩效二级考核分配时应统筹考虑，既要体现对慢性病团队多劳多得的激励，又不能忽略其他岗位对慢性病业务的支撑作用。

　　医院慢性病健康服务的绩效管理不仅要注重医护人员的绩效激励，更需要医院在战略目标、组织架构、运营机制上支撑绩效管理的全过程实施。慢性病健康管理服务的绩效政策应立足于医院整体绩效体系来设计，既体现医院绩效政策的系统性、全局性和公平性，又要根据慢性病健康管理服务的特点和要求，考虑涉及的不同职系、岗位、层级的人员特点，体现绩效政策的激励性和适宜性。

（三）医院慢性病连续性健康管理服务的绩效管理体系构建

　　以四川大学华西医院为例，华西医院应用SOP质量管理理念，以质量和效率为导向，从三个维度即结构维度的组织保障和资源配置、过程维度的流程优化和质量管控、结果维度的质效监测和绩效考核分配，在医院、科室、岗位三个层面，与运营和医务质量管理深度融合，构建质效并重的全过程慢性病健康管理服务绩效管理体系。在此过程中，慢性病健康管理服务的绩效管理贯穿医院、科室部门、岗位的各个管理层次和结构、过程、结果的各个维度，遵循各职系各岗位的特点和规律。

三、基于结构—过程—结果的医院慢性病连续性健康管理服务的绩效管理运行机制

（一）慢性病连续性健康管理服务绩效管理的结构维度

1. 组织保障

　　基于病种的慢性病健康管理服务需要跨科室、职能部门和多岗位的协作，因此要在医院层面要做好组织管理的顶层设计。如前文所述，华西医院在慢性病健康管理服务开展之初就成立了院级层面的管理委员会，作为医院授权范围内慢性病健康管理决策的最高权

力机构，由分管副院长、慢性病健康管理服务办公室的管理人员和开展慢性病健康服务的临床科室主任及医务、护理、运营、信息、财务等相关职能部门负责人等构成，定期召开会议讨论决策关于慢性病健康管理服务的发展和规划问题，制定和修订慢性病健康管理服务的各种管理制度和规范，对临床科室申请开展的慢性病健康管理的病种、服务内容和执行团队进行资格审核和授权管理，保障慢性病健康服务的基础质量。在这样横纵结合的组织架构下，医师、护理、技师、健康管理师和行政管理人员可以跨科室和职能部门组成良好的协作团队，成为绩效管理有效实施的基础保障。

2. 资源配置

在慢性病健康管理服务委员会框架下，慢性病管理办公室协同运营管理部对医院慢性病健康管理业务的发展进行中长期目标规划，对慢性病健康服务的业务增量、开展病种、资源配置、模式流程等方面进行规划并逐步分解形成年度目标，在此基础上合理配置资源，且各类资源间需协同匹配，实现系统而非局部最优。将慢性病健康管理业务的资源配置纳入全院的统筹规划，由运营管理部协助各临床科室做好资源的基础配置，如果在日常运营方面发现问题，需要对资源配置进行动态调整的，由运管部进行调研评估并综合各方意见提出建议，提交医院管理层决策。在制定绩效政策时，要结合资源的配置情况进行统筹考虑，特别要考量各职系、各岗位在人力资源配置方面的情况。

（二）慢性病连续性健康管理服务绩效管理的过程维度

1. 流程优化

慢性病健康管理服务流程涉及对传统诊疗流程的再造和创新，贯穿院前、院中、院后的各个阶段，内容涵盖广、时间跨度长，与患者交互多，可能包含诊察评估、健康宣教、用药指导、检查治疗、随访访视等多个项目的数次服务，需要紧密的衔接和不断地循环优化。特别是如何应用先进的信息技术手段，通过流程优化和再造提升服务的质量和效率非常重要。各病种健康管理服务涉及的医、护、技、管团队会定期对服务流程进行检讨，构建基于问题的沟通和持续改进机制。

2. 质量管控

慢性病管理办公室的质控岗位会对各科的慢性病健康管理服务进行质量的过程管控，包括跟诊、访谈、调查、调研、突击检查等形式，充分保障慢性病管理服务的过程环节质量。

（三）慢性病连续性健康管理服务绩效管理的结果维度

1. 质效监测

质效监测包含了质量监测和效率监测两个方面，分别由慢性病管理办公室和运营管理部实施。慢性病管理办公室对各科慢性病健康管理服务的流程规范程度、病历资料管理情况、患者满意度、患者的随访率、退出率等质量指标进行统计评价和监控；运管部对各科慢性病健康管理服务的工作量和资源配置情况进行动态监控。对监测发现的慢性病管理服务在质量或效率方面的异常问题，由临床和管理团队共同进行PDCA改进，也为慢性病健康服务在授权管理、资源配置、流程优化方面进行动态调整和绩效考核提供依据。

2. 绩效考核和分配

1）慢性病健康管理服务临床岗位的绩效考核与分配

◎一级考核与分配

慢性病健康管理服务是一项新型医疗服务项目，作为原有绩效基础上的一个增加单项进行考核分配。慢性病健康服务以科室和病种为单位，跨团队合作开展，因此医院在一级考核层面以病种团队为单位，对每个病种的慢性病健康管理服务包进行整体绩效考核分配。每个慢性病服务包的内涵和项目都有所不同，但却又有一定的共性，因此在制定绩效分配政策时既应考虑不同慢性病服务包的个性，又应兼顾共性。医院在针对慢性病健康服务制定绩效政策时，借鉴外科手术分配的思路，即将考核分配脱离收入导向，以负荷强度、风险难度和技术价值来衡量，充分体现医务人员的劳务价值。华西医院外科手术分配借鉴了美国医保对医疗服务项目进行价值评价而付费的RBRVS（以资源为基础的相对价值比率）体系，其评价的因素主要是该项目对资源的消耗、对工作负荷强度和风险的要求以及培训教育成本等。医院在此基础上进行了本地化调整，最终形成了每项手术的相对价值系数，作为考核分配的基础。同样地，医院针对每项慢性病健康管理服务包也制定了相对价值系数，作为绩效分配的依据。慢性病健康管理服务包的相对价值系数由具体包含的服务项目及其内涵决定，主要包含诊查评估类和检查治疗类两个大类。诊察评估类项目包括诊察、评估、用药指导、健康宣教和随访等主要以人力耗用为主的项目，其系数评分相对较高；检查治疗类项目因对设备耗材等资源消耗较大，因此系数评分相对较低，特殊的是，其中对人力消耗大而对设备耗材消耗小的项目，其系数评分也相对较高。因此，某病种的健康管理服务包的价值系数是其所包含的所有项目的系数评分总和，例如表4-2所示鼻炎舌下脱敏的连续性健康管理服务。某病种健康管理服务团队获得的月绩效=该慢性病健康管理服务包的价值系数×每个系数分配额×每月新开展量×质量考核评分。对于每系数分配额，各科室的情况可能有所不同，需要参考该科室的历史绩效水平，评估慢性病业务和其他一般性业务的单位时间劳动投入和产出情况，并结合该科室的实际人力资源配置情况，制定不失公平但又具有激励性的每系数分配标准。医院在一级分配层面考核，分配到慢性病团队，包含医、护等各职系的整体岗位贡献，但医院实行的是医护分开的绩效体系，因此，由该慢性病服务涉及的医护团队根据各职系岗位贡献，共同商议确定医护间的分配比例，并上报医院备案。医院在一级核算时根据此分配比例将该慢性病管理业务的分配额度分别划拨到相应的医疗单元和护理单元。

表 4-2　鼻炎舌下脱敏连续性健康管理服务（第一年）系数

项目1	项目2	次数	项目类别	系数
建档	脱敏治疗评估综合	1	诊察评估类	A1
	首次用药指导	1	诊察评估类	A2
3个月后随访	门诊诊查费（副高以上）	1	诊察评估类	A3
	脱敏治疗评估常规（上气道）	1	诊察评估类	A4
6个月后随访	门诊诊查费（副高以上）	1	诊察评估类	A5
	脱敏治疗评估常规（上气道）	1	诊察评估类	A6
	鼻腔通气功能检查	1	诊察评估类	A7
9个月后随访	门诊诊查费（副高以上）	1	诊察评估类	A8
	脱敏治疗评估常规（上气道）	1	诊察评估类	A9
1年后随访	门诊诊查费（副高以上）	1	诊察评估类	A10
	脱敏治疗评估常规（上气道）	1	诊察评估类	A11
	皮肤点刺试验	20	检查治疗类	B1
	鼻黏膜激发试验	1	检查治疗类	B2
	鼻腔通气功能检查	1	检查治疗类	B3
合计				C

◎二级考核与分配

医疗单元和护理单元由各自的经济管理小组讨论确定慢性病管理项目的二级分配方案并上报医院审核备案。医院要求科室在制定

慢性病业务的二级分配方案时，要统筹考虑整体医疗业务的安排和
人力配置情况，将慢性病健康管理作为科室整体业务和学科发展
规划的一部分，将慢性病业务的分配纳入科室整体绩效分配的统筹
中，不能片面或孤立地仅仅体现从事慢性病业务岗位的贡献，也要
适当反映其他岗位人员对慢性病业务的支撑作用，充分体现绩效分
配公平、公正的原则。医院对慢性病健康管理服务绩效分配的全流
程见图4-9。

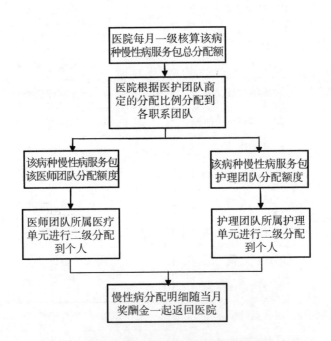

图4-9　医院慢性病健康管理服务绩效分配流程

2）慢性病健康管理服务其他岗位的绩效考核与分配

慢性病连续性健康管理服务办公室作为管理服务平台，涉及医
院慢性病健康管理业务的发展规划、医疗管理、运营保障、沟通协
调等工作，对于其下设岗位，更多起到基础质效的保障作用，因此，

采用岗位薪酬+绩效薪酬模式。其中，岗位部分占比较大，主要与个人的行政岗位级别挂钩，主要体现不同岗位的价值、个人的成长与历史贡献；绩效部分主要根据团队工作业绩，即医院慢性病健康管理业务的整体运营和质效指标表现进行考核分配。

小结：

慢性病连续性健康管理服务对未来医院的运营管理模式带来了新的机遇，同时也提出了新的挑战。慢性病管理服务的发展需要医院重塑功能定位，重构资源配置的模式。未来医院需要以"健康"而不仅仅是"疾病"作为医疗服务的重心，要做好"健康管理"而不仅仅是"疾病治疗"，构建以患者健康为中心的整合型医疗卫生服务模式，契合国家"健康中国2030"的战略规划，充分发挥大型公立医院的社会效益。因此，医院的运营不应再简单追求床位规模的扩张和硬件设施的投入，而是需要转变思路，通过慢性病管理等模式创新提高资源的应用效率，提升医疗服务的效果和品质。这需要医院内部在组织架构、资源配置、流程设计和绩效管理等方面进行创新和适配，在结构、过程和结果维度构建运营管理、绩效管理、医务管理深度融合并相互支撑的医院管理体系，为慢性病管理模式的发展和人才的培养提供适宜的条件。

第五章

大型公立医院与社区联盟慢性病连续性健康管理模式

第一节　基层社区卫生服务中心慢性病管理现状及需求调查

一、我国社区卫生服务中心慢性病连续性健康管理现状

慢性病管理（chronic disease management，CDM）是指组织慢性病专业医生、药师及护理人员，为慢性病患者提供全面、连续、主动的管理，以达到促进健康、延缓慢性病进程，提高生活质量并降低医药费用的一种科学管理模式。目前，我国已确诊的慢性病患者达2.6亿，大部分是中老年人，慢性病支出占所有疾病支出的70%，已成为当今世界最关注的健康问题。2018年世界卫生统计数据显示：2016年，全世界约4 100万人死于慢性非传染性疾病，占死亡总人数的71%，占比最高的慢性病分别为：心血管疾病（占所有NCDs死亡人数的44%）、癌症（22%）、慢性呼吸道疾病（9%）、糖尿病（

4%）。国内外研究表明，高血压、冠心病和糖尿病等慢性病具有良好的一级、二级预防效果，在社区平台上采取对慢性病的综合干预措施则是最为经济有效的方法。然而，国内多项研究表明，目前，我国慢性病患者的社区卫生服务利用率有待提高，社区卫生服务在慢性病防治中发挥的作用不明显。

（一）我国基层社区卫生服务中心现有的慢性病管理模式

过去慢性疾病患者的主要就诊模式是急性发作期在医院接受治疗，缓解期出院回家休养。基层公共卫生服务对慢性病的管理普遍存在着不严格的问题，主要表现在患者用药服依从性较差，按时体检效率较低，对患者的服务不及时、不规范等。社区医疗卫生机构的临床医生侧重于疾病的诊疗，公卫医生侧重于疾病防控、健康体检、档案信息维护、慢性病随访管理等工作。一段时间内，重医疗、轻预防导致了基层医院慢性病防控能力的薄弱。

目前，我国慢性病管理模式主要包括社区管理模式、家庭自我管理、家庭医生团队管理等，地区慢性病健康管理以社区医疗机构为中心，进行分散管理。

1.社区管理模式

其主要是由社区医疗卫生机构医生负责筛查辖区内患者的慢性病史，为慢性病管理建立档案，包括慢性病患者的病史、疾病发展进程、治疗方式、治疗效果以及用药依从性等，可以通过用药干预和教育宣传方式，提升患者的依从性，以便提升治疗效果。认知行为干预，主要是在疾病管理基础上衍生的通过干预实施，定期向患者传授健康知识，帮助患者了解慢性病危害和防控及相关知识，以便正确把握慢性病和不良生活习惯的潜在关系，引导患者不断提升和改善自我，规范行为举止，逐渐向易于治疗的生活方向转变。心理动力干预，是指在当前社会生活中，因生活环境不同，可能面临着不同程度上的心理障碍，社区医生应积极与患者沟通和交流，了解患者的心理特点，以便针对性地提供指导和心理干预，此方式需要在社区服务中提供心理指导和服务，通过讲座或谈话方式进行干预，有助于提升慢性病患者对疾病的认知和重视，在提升医疗服务依从性的同时，尽可能提升患者的生活质量，促进患者的身心健康。但是，心理干预模式仍然处于发展阶段，对于医生专业性的要求较高，有待进一步推广和探索。

2. 家庭自我管理模式

其主要是指慢性病患者在疾病确诊后，经过治疗达到稳定状态，在已确定长期治疗方案的前提下，按治疗方案指导定期服药，定期回医院复诊、监测病情控制情况。

3. 家庭医生团队管理模式

其以公共卫生分散型管理模为主，即由社区医生和公共卫生服务人员划分片区组成家庭医生团队，公共卫生服务人员为慢性病患者建立管理档案，并根据管理要求定期随访，如遇病情波动或控制不理想，再建议患者到相应医疗机构就诊。该管理模式建立了网格化管理制度，尽量将医疗服务力量覆盖到个人，但由于基层患者分散、人员流动、公共卫生服务人力资源不足等，常有服务网络无法织密、漏管或未及时监管的情况。

（二）慢性病管理中存在的问题

1. 基层医疗服务机构职能落实不到位

基层医疗机构作为慢性病管理工作的组织者和主要执行力量，承担着慢性病宣传、预防、医疗和管理等职能。由于现阶段医疗卫生体制中，优势医疗资源集中于大型综合性医疗机构，基层医疗机构专业卫生技术人员配备不足，加之医疗设施和设备配备不充分，配套的政策和制度不健全，不利于基层医疗机构职能发挥，有待进一步改进和完善。

2. 慢性病患者对疾病认知不足，自我管理能力差

慢性病较大规模的存在于中老年群体中，由于人们长期的不良生活习惯，导致慢性病患病概率不断增加，对疾病的认知不足，造成已患病人群的控制情况不理想，甚至诱发严重的并发症。在治疗周期中，应尽量做到向患者宣传疾病防控知识，病情稳定期尽量督促患者克服不良生活习惯，提高依从性，做到合理的自我管理。

3. 监测数据精准性不足，连续性管理效果不理想

借助现代化信息技术建立慢性病管理系统，是未来实现慢性病患者区域性集中管理的保障，但是由于信息技术壁垒较高，慢性病患者大多是中老年人，使用系统需进行操作技能培训等，实际很难落实，导致医疗卫生信息平台建设和使用效果不理想，缺乏统一管理的全面的慢性病患者电子健康档案，难以实现医联体内各医疗机构之间信息互通，由此上级医生不能了解患者的详细病史，很难给出确切的治疗方案。同时，慢性病患者健康档案不健全，无法实现对患者生命体征的连续监测，无法实现连续性管理。

4. 基层卫生人才缺乏，社区卫生服务机构慢性病管理质量不高

当前，慢性病管理水平较低，社区卫生服务机构特别是民营社区卫生服务机构慢性病管理质量不高的情况近几年来并没有得到有效的改善。慢性病管理水平在很大程度上取决于社区卫生服务机构专业技术队伍的能力和素质。基层卫生人才缺乏已成为制约基层卫生服务体系建设的主要瓶颈。基层医疗机构服务具有便捷性，有可提供全程个性化管理的优势，但在检查、化验设备及医疗水平上与综合医院有较大差距，如果医务人员诊疗水平过低，将难于满足人们

日益增长的高水平健康需求，长此以往会降低群众的获得感，甚至使群众参与管理的热情减退，从而导致"小病在社区、大病到医院、康复回社区"的分级诊疗制度难以真正落实。因此，加强基层卫生人才队伍建设是社区卫生服务工作亟待解决的问题。

二、我国社区居民慢性病连续性健康管理需求调查

根据国内医疗机构对社区慢性病患者就诊情况的调查显示，91.39%的患者曾接受社区医院的常见病/慢性病诊疗服务，其中79.63%的慢性病患者会定期在社区治疗慢性病。调查患者3个月内到社区医院就诊的次数，就诊过1次以上的患者占比为88.81%。社区卫生服务利用率最高的前三项服务是常见病/慢性病诊疗（91.39%）、体检（75.75%）、健康教育（62.41%）。定期在社区治疗人数最多的前三项慢性病是高血压（76.22%）、糖尿病（24.32%）、心脏病（11.71%）。调查对象评价社区医院对防控慢性病的作用，超过64%的被调查者认为作用非常大。中老年慢性病患者对社区卫生服务需求较高，且社区卫生服务对其慢性病防控有重要作用。

我国《"十三五"卫生与健康规划》指出，要提高医疗服务水平，应实行分级诊疗，以提高基层医疗服务能力为重点，以常见病、多发病、慢性病分级诊疗为突破口，形成科学合理的就医秩序，基本实现基层首诊、双向转诊、急慢分治、上下联动。

可见，提高慢性病患者的社区卫生服务利用率是实现分级诊疗的重点。从需求角度出发，根据病种和人群，将管理资源向需求度较高的模块倾斜是提升服务吸引力的关键。社区医院应该加强常见病、多发病和慢性病的诊疗能力，提供优质的健康体检服务，增设

患者的健康教育，多开展慢性病管理讲座等。而对于利用率较低的服务，应该调查分析原因，根据实际需求进行改善或重组。基层社区卫生服务中心可根据多发病和常见慢性病加强相应科室的医务人员设置，增加相应的检查、检验设备。由于慢性病病程长、用药不能间断，患者随着年龄增加和疾病进程，身体机能和器官功能不断衰退，药物作用减弱或不良反应增强，可能致使慢性病患者的心理负担加重，更应基于慢性病患者的年龄特点、病程阶段制定心理干预和治疗方案，提倡生理和心理二位一体的个性化动态治疗方案。同时，研究发现，包括体育锻炼、水疗、按摩、太极等物理疗法对疼痛的控制效果较好，采取药物疗法和物理疗法相结合的方式，以获取最有效的治疗效果，将不良反应降到最低，使患者的疼痛控制效果更佳，更好地提高患者服药的依从性。

第二节　大型公立医院慢性病连续性健康管理现状

我国慢性病管理工作起步晚，政府为慢性病管理提供了有利的政策环境，《国家慢性病综合防控示范区建设管理办法》《"健康中国2030"规划纲要》等旨在加强实施慢性病综合防控战略，《中国防治慢性病中长期规划（2017–2025 年）》将慢性病管理置于首要位置。大型公立医院在借鉴国外慢性病管理经验的基础上，经过不断的实践与创新，已经由原来"重治疗、轻管理"的状态逐渐开始探索慢性病连续性健康管理模式。大型公立医院具有社会保障性、医疗服务专业性等优势，主要承担疾病的检查、诊断和核心治疗阶段。基于我国现阶段医疗体系现状，大型公立医院与基层医疗机构的优质医疗资源分布严重不均衡，使患者到大型公立医院集中就诊，导致看病难、看病贵、候诊时间长、就诊时间无法保障等状况无法得到缓解，由于患者众多、医疗资源有限，患者入院后经救治后病情稍稍平稳就需出院。大部分疾病出院后需要按时定期复诊、复查，仍会再次面临挂号难、看病不方便的困境，患者得不到综合、连续的医疗服务。

国内部分大型公立医院专科为了促进对部分慢性病患者进行集中管理，降低医疗费用，保证医疗服务的连续性，提高患者依从性和满意度，并且便于科研数据收集，开展了慢性病连续性健康管理服务。

1. 慢性病连续性健康管理服务包

医院专科根据单病种推出慢性病健康管理服务包，即根据疾病定期复诊特征、分病种患者的不同心理状态等制定个性化的管理方案，通过医、技、护及多学科团队的标准化合作，在保证患者疾病治疗效果的同时，建立医护互动的随访体系；进行定期健康宣传教育，使患者形成健康的生活方式，减少疾病发生或复发；复诊保障服务，按医嘱要求复诊、复查，为患者预约就诊号源或为患者开具相应检查单，确保患者在指定时间复查、复诊，提高就诊效率。

2. 阶梯式慢性病连续性健康管理

大型公立医院与基层医疗机构建立下转合作，将术后康复患者、定期门诊放化疗患者转入指定医疗机构，并指派专科医生定期到基层医疗机构坐诊指导，合作基层医疗机构定期上送医疗骨干到上级医院学习进修，既实现了将一部分病情较重需要专业医疗机构康复治疗的患者集中管理，又保障了这部分患者得到同等质量的治疗效果，形成第二阶梯连续性管理模式。康复治疗结束后，患者遵医嘱回到所属社区或回家康复疗养，由此形成一个紧密的医疗闭环。

连续性健康管理建立了良好的医患关系，促进医患双方有效互动，改善患者的服务体验，能改善功能、提高生活质量。同时，健康管理积累的大数据在病历分析、询证医学、医学研究、降低重复入院率、人群健康研究等方面有较大的作用，有利用发掘医疗服务价值，提高医院运行效率。但慢性病连续性健康管理不是某一级医疗机构能够独立承担的工作，需要多级医疗机构密切合作才能完成，仅仅依靠大型医院独立专科建立起的管理模式具有个性化的专科化特征，不适合大范围复制推广。

第三节 大型公立医院与社区联盟慢性病连续性健康管理合作平台建设框架与运行模式

2017年4月，国务院办公厅发布《关于推进医疗联合体建设和发展的指导意见》，指出全面推进医疗联合体建设有利于调整优化医疗资源结构布局，促进医疗卫生工作重心下移和资源下沉，提升基层服务能力，更好地实施分级诊疗，满足群众的健康需求。党的十九大报告指出，实施健康中国战略，要加强基层医疗卫生服务体系和全科医生队伍建设。医联体建设是在区域范围内合理分配医疗资源，提高服务效能的有效途径，构建"小病在社区、大病去医院、康复回社区"分级诊疗体系的有效举措。通过医联体建设，让大型医院的优质医疗资源下沉基层，全面提高基层医疗机构的服务能力，是实现分级诊疗、深化医药卫生体制改革的重要举措。

一、平台建设架构

以基层医疗服务网络为基础，依托大型公立医院医疗资源，采取一体化管理举措，即从人力资源、医疗质量、医疗安全、科室运营到行政后勤、设备耗材采购、物资配送等，全面指导、协助，构建具有区域特色的紧密型医联体。

（一）成立联盟工作领导组

由大型公立医院院长及分管副院长挂帅，与基层医疗机构所属区域卫生行政部门指定负责人及各医疗机构负责人建立顶层联席会议制度，定期研究解决联盟涉及的目标任务、工作机制、人员设置、政策制度等重大决策性问题。

（二）明确各项制度和操作规范

成立考核小组，书面落实考核方案。秉承公平、公正的原则，建立有激励和约束的双向考核机制，即双方医疗机构对大型公立医院下派到基层的医务人员，从管理、业务指导、人才教学、学术研究等方面进行效果考核，大型公立医院与卫生行政部门对基层医疗机构的执行落实情况实行考核，考核结果与医务人员绩效分配挂钩并作为基层医疗机构的年度综合考核依据。

（三）建立联盟项目工作组

根据年度工作计划确定项目，与大型公立医院相应科室衔接，具体推行项目实施落地。

二、运行管理模式

（一）医务人员双向交流

在具体的慢性病管理过程中，由医院选派主治医师以上的专科医师负责对签约入网的慢性病患者进行诊断，制定个体化治疗方案。

指定全科医生定期到社区巡诊，带教帮扶基层医疗卫生机构，使之能胜任对高血压及糖尿病等常见慢性病患者的日常诊疗。社区的全科医师负责对患者执行专科医师诊疗方案的具体情况进行监督，通过病程记录随访及时了解患者的病情变化，将病情控制信息及时反馈给专科医师，以期尽快解决问题；在专科医师的带教下逐步实现对高血压、糖尿病等慢性病患者的独立诊疗，并参与制定患者个体化健康管理教育方案，通过饮食、运动、生活方式等方面的干预措施，巩固治疗效果。

通过专家团队下沉，特色专科建设、基层人员专业能力培训等，尽量减小基层医疗机构与大型医院之间医疗服务水平的差距，出台工作考核实施方案，强化"专科+全科""检查、检验同质化"，采用标准化管理模式，通过疾病筛查以及标准化的诊疗流程、双向转诊绿色通道、家庭医生健康管理服务，加快医疗联合体建设，整合区域医疗资源，以提高基层医疗服务能力为重点，引导优质资源下沉，解决社区卫生服务机构技术力量薄弱、人才匮乏的问题。

（二）推行检验同质化

为进一步推动医联体内慢性病管理体系建设，常见病检验结果互认是实现慢性病连续性健康管理的基础。针对基层医疗机构可开展的基础性检验项目，由大型公立医院指导设备采购，进行技术支持、人员培训等，对设备、试剂、结果进行全程质控，以确保结果的准确性。对于检测要求较高、基层医疗机构无法开展的项目实行统一收集、统一运送标本，集中检测。

（三）打通双向转诊绿色通道

在机构建设方面，医院组建全科医学科，设立全科医学病房，建立基于HIS下双向转诊系统，使检查结果和医学影像资料能够通过网络即时传输，电子病历实时共享，对上转患者的既往病史、转诊原因、转诊前处理等信息，以及下转患者的诊治经过、用药情况、出院注意事项等信息，均能在信息化平台上即时查询，通过信息化手段构建医院与社区之间快速双向转诊绿色通道，实现社区中心—医院门诊—住院病房的无缝衔接，真正形成基层首诊、急慢分治、上下联动、双向转诊的医疗格局。在此基础上，医院还发挥区域医疗中心的优势，结合自身学科优势和辖区居民的健康需求，建立区域医学影像中心、健康管理中心、康复中心等多个区域诊治中心，增加医疗服务供给，以满足辖区居民的医疗服务需求。

（四）家庭医生团队建设

在慢性病防控层面，根据牵头医院工作安排，组建了"全科医生参与＋专科医生支撑＋基层医生实施"的医联体模式下"1+1+1"新型家庭医生团队。结合基层实际，制定慢性病管理签约服务包，制定个性化慢性病管理服务方案，由全科医生牵头助力家庭医生签约服务，专科医生团队融入家庭签约医生团队中，基层医生实施日常随访健康管理，上下联动，共同协作，大大提高了慢性病管理的达标率，降低了慢性病患者并发症的发生率和住院率。

推进家庭医生签约服务有利于提高社区卫生服务利用率。国务院于2016年5月印发的《关于推进家庭医生签约服务的指导意见》指出，转变基层医疗卫生服务模式，实行家庭医生签约服务，强化基层医疗卫生服务网络功能，是深化医药卫生体制改革的重要任务。我国《"十三五"卫生与健康规划》也指出，到2020年，健康服务模式要实现转变，机构间的分工协作更加紧密，家庭医生签约服务制度基本全覆盖，符合国情的分级诊疗制度基本建立。国内机构研究显示，中老年慢性病患者是否签约家庭医生对其社区卫生服务利用率有影响，签约家庭医生组的社区卫生服务利用率是未签约组的9.184倍。中老年慢性病患者签约家庭医生后，其卫生服务的可获得性会相对加强，从而影响其就医意愿。此外，多项研究表明，家庭医生签约服务可有效控制慢性病危险因素，对社区慢性病高危人群有一定的干预效果，可提升慢性病患者的健康管理效果。因此，社区医院应该加大家庭医生签约服务的宣传力度，完善家庭医生签约服务体系，组建家庭医生签约服务团队，为慢性病患者提供安全、有效、连续的医疗服务。

　　推进社区慢性病筛查是疾病预防的重要手段。《中国防治慢性病中长期规划（2017—2025年）》提出，开展慢性病筛查干预与健康管理项目，促进慢性病早期发现，并开展个性化健康干预。国内已有研究结果表明，慢性病社区综合防治的推进对于居民的就医行为有一定的引导作用。社区实行首诊医生筛查、管理慢性病患者后，慢性病筛查率增长228.76%，慢性病管理纳入率增长169.23%，慢性病患者主动申请社区周期性体检服务增长230.26%。可见，慢性病患者的确诊机构会影响其就医意愿及依从性。社区医院应该重视社区居民的慢性病筛查，做实社区老年人的免费健康体检，使更多慢性病患者能在社区确诊，最后选择在社区定期治疗慢性病。

　　加强中老年慢性病患者健康教育有利于提高社区卫生服务利用率。《中国防治慢性病中长期规划（2017—2025年）》倡导"每个人是自己的健康第一责任人"的理念，促进群众形成健康的行为和生活方式，构建自我为主、人际互助、社会支持、政府指导的健康管理模式，将健康教育与健康促进贯穿于全生命周期，形成人人参与、人人尽力、人人享有的氛围。国内研究显示，在中老年慢性病患者的倾向特征中，受健康教育程度对其社区卫生服务利用率有影响，经常接受组和偶尔接受组的社区卫生服务利用率分别是很少接受组的2.533倍和2.307倍。社区健康教育可以提高慢性病患者的健康知识，促进患者形成健康行为。基层医疗机构应该充分做好慢性病患者人群的健康教育宣传工作，并定期在社区内组织形式多样的健康教育活动，以讲座、发放宣传册、开展义诊咨询等形式将健康科普深入管理人群。

三、效果反馈

四川大学华西医院经过一年的基层医疗机构实践，逐步形成了"小病在基层、疑难请会诊、大病有转诊、慢性病常管理"的上下融汇结合的医疗服务体系，医院设立了高血压、糖尿病专科联合门诊，派驻专家定期坐诊，前期的宣传工作到位，加上"1+1+1"家庭签约医生团队的合理组合，专科医生能在第一时间掌握患者的基本信息，通过详细的病史记录，给予患者全面的病情分析，制定个性化专业治疗方案；全科医生根据专科医生的诊疗方案，记录患者用药情况以及病程发展情况，以便基层医生跟踪随访；专科医生＋公卫医生进行慢性病健康教育咨询，提升患者的健康素养和疾病管理意识，提升患者依从性；针对病情较为复杂的患者，专家团队医生可以提供转诊绿色通道预约就诊，不仅省去了在上级医院门诊挂号、就诊及床位预约的时间，还节省了门诊就诊费用，使基层群众真正享受到了就医的便利。

　　专家团队融入家庭医生签约服务，共同管理慢性病，一方面使基层的全科医生有机会参与病例讨论，提升了慢性病的诊疗能力，另一方面，专科医生定期针对性地开展联合督查和培训活动，为全科医生创造良好的互动交流平台，共同分享管理工作的经验、体会和困惑，对基层全科医生在慢性病管理中的技术水平和实践能力的提高起到了积极作用；借助公卫医生面对面个性化地开展慢性病宣教、生活方式指导等一系列活动，一同推进了慢性病防控管理。同时，新型的社区卫生服务模式逐步形成，群众的认可和信任度大幅提升，通过专科医生团队的技术支持，客观而有效地推进后续治疗，专科医生、全科医生、公卫医生三者互为补充，建立了更好规范的分级诊疗机制，满足基层群众就医需求，把慢性病防治留在家门口，使基层医院医务人员更好地承担起慢性病健康管理守门人的重任。

　　通过紧密型医联体建设，增加医院专家下沉社区开展卫生服务工作，提升基层医疗综合实力，使慢性病患者首诊就诊医疗机构改变为社区卫生服务中心，辖区居民中的慢性病患者逐渐分流到社区卫生服务中心进行首诊，分级诊疗工作取得阶段性成效。慢性病患者疾病负担明显降低，社区卫生服务中心的门诊量增幅较大。

第四节　分级诊疗制度在医联体慢性病管理中的应用

一、基层分级诊疗现状

　　基层医院实施分级诊疗和双向转诊工作中存在着一定的不足，具体表现为：①医疗政策和规章制度不够完善。现阶段国家和主管部门鼓励双向转诊工作，但是没有强有力的措施作为支撑，主要表现在医疗保险制度没有结合具体情况开展工作。医疗保障制度、基本药物制度方面的不完善是影响分级诊疗和双向转诊活动顺利实施的重要因素，导致人民群众的就医之路不够顺畅。②医疗机构建设发展无法充分适应医疗工作需求。目前，总体的医疗卫生资源配置不够科学、有效，很多大型医院得不到稳定的发展，并且医院缺乏清晰的功能定位，不利于分级诊疗和双向转诊实施。同时，缺乏大量的基层专业医务人才也是影响医疗工作高效、优质开展的重要因素之一。③社会公众缺乏强烈的健康观念，对于双向转诊方面的认识程度不够高，不了解双向转诊活动的具体内涵和实施流程，在治疗信息和医疗政策方面认知水平较低。

二、医联体内分级诊疗落实对策

（一）规范地区双向转诊标准

推进基层医院双向转诊工作有序开展，一是结合地区范围内医疗工作实施现状，制定科学的双向转诊实施方案，明确具体转诊服务开展流程，保障该项工作开展的畅通性和连续性。二是各级医疗机构都需要构建双向转诊通道，形成地区统一转诊程序。各基层医院要充分掌握转诊标准，了解职责范围内的工作事项。三是强化双向转诊监督和考核工作，将其作为基层医院年度考核、绩效考核的重要指标。四是需要关注慢性病患者的诊断情况，如高血压、糖尿病患者，提供合理的诊疗方案，推进双向转诊。当慢性病患者需要住院治疗，需要从基层医疗机构转向综合医院，而当综合医院已经明确诊疗方案，慢性病患者病情趋于稳定，或者需要开展继续康复治疗，可以采取下转方式。

（二）提升基层医院对慢性病服务的能力

提高对常见病、多发病的诊疗能力，从而给患者提供高效、优质的服务，把患者留在基层，实现基层首诊。基层医院需要引进先进仪器设备，加大医务人员培训力度，提升医务人员的综合素养，提升自身在慢性病方面的服务能力。一是需要规范各项诊疗行为，寻找到科学合理的诊疗措施，提升治疗各类慢性病的能力。二是基层医院配套以"服务量"为主的绩效考核方式，促进"首诊在基层"实施，基层医院所拥有的治疗服务水平较高，将能够吸引到更多患者就医，并且能够给患者提供良好的诊疗服务。三是需要全面细致明确基层医院的诊疗范围、服务职责，健全医疗报销额度，鼓励患者能够到基层医院首诊。

（三）建立健全分级诊疗、双向转诊制度，科学推进"基层首诊、双向转诊"

制定科学合理的管理制度，推行分级诊疗、双向转诊政策，合理分配就医人员。一是细致划分和明确各级各类医疗机构的实际服务内容和诊疗工作范围，加强宣传引导工作，促进患者能够选择合适的医疗机构就医，有效减少功能重复和资源浪费情况的出现。二是加强各级医疗机构之间的交流和沟通，如基层医院在接受糖尿病患者之后，通过首诊基本确定病症类型，并上传到综合医院，由上级医院制定出科学的治疗方案，再下传到基层医院，从而给患者提供良好的服务。三是强化医保政策落实到位，尽可能地结合双向转诊方案，实施良好的支付比例调整工作，发挥政策层面的引导作用。通过完善相关制度，畅通双向转诊通道在医联体的运行过程，除了通过经济杠杆的调节来推动慢性病的分级诊疗，还应通过相关的制度建设来保证分级诊疗的落实。首先，根据不同医疗机构的功能定位明确首诊范围，划分首诊病种，明确首诊原则，加强对首诊效果的监管和评价。其次，以信息技术手段实现医联体内慢性病患者信息资料共享，加强三级医院对慢性病患者的管理和监控。再次，推动三级医院的优质医疗资源下沉到社区，通过专家会诊、24 小时医疗救援以及检查、化验等具体措施，为慢性病患者提供转诊、住院绿色通道，提高医联体的整体卫生服务质量。

（四）多学科联动

常规的社区慢性病管理模式由于管理人员单一，治疗及护理干预的专业性较低，经常导致患者的用药依从性下降，无法养成健康的生活及饮食习惯，这样就使得社区慢性病管理的效果一直不佳，为此有必要探讨一种更为科学且有效的管理模式，组建多学科联动管理团队。针对社区慢性病管理需求，组建由内分泌科、心血管内科的医生、主管护师、营养师等组成的管理小组，小组的干预人员有明确的分工，采取逐层推进的管理模式，实现慢性病管理的专业性、系统性及连贯性，以提高患者治疗及护理的依从性。管理模式实施小组中的各成员均需做好相关的管理工作。具体包括：①内分泌专家可以让患者学会测量血压、判定血糖状况等，以加强患者对慢性病的理解与认识。②心血管内科医生可结合患者的实际情况为其提供专业的疾病知识指导，以满足慢性病患者的不同需求、对疾病知识的认知需求以及慢性病自我管理需求，让患者的心功能得到改善，提高患者的生活质量。③主管护师则可以每 2 周在社区进行慢性病相关知识的讲解，邀请患者及家属参加，教导患者及家属慢性病相关知识，同时让患者学习掌握用水银血压计测量血压、用血糖仪测量血糖的操作，通过面对面讲解及演示，让患者在家就可以精准地测量血压及血糖，以更好地评估患者自身症状的改善情况，提高患者治疗依从性。④营养师则主要根据慢性病患者的实际情况，为其制订合理的膳食计划，以满足患者的营养需求。饮食指导上，可以邀请资深营养师参与，以改善患者的健康状况。⑤家庭医生每个月到慢性病患者的家中进行随访，对患者的体重、身高、血糖及血压等进行测量，将测量的数据通过便携式移动设备传输到医院，医院专科医师分析接收到的数据后，制定出合理的干预方案。家庭医生根据返回的干预方案对患者进行干预，以改善患者的病症。

在关于慢性病管理模式研究的不断深入及全民健康发展理念的助推下，基于多学科的慢性病管理模式在实际中得到了大力的推广及应用。针对社区慢性病患者的管理，组建多学科联动干预小组进行干预，可以将慢性病管理中的各种优质资源进行整合，共同为患者提供更符合慢性病治疗及患者健康需求的服务，创建最有利于患者病情改善及生活质量提高的环境，激发患者坚持治疗以改善自身生活质量的潜力。通过借助多学科联动的方式，同时通过为患者及家属讲解慢性病发病、治疗及防治等知识，可以提高患者的治疗依从性，降低患者家属发生慢性病的概率，进而提高慢性病的预防水平。

第五节　"互联网＋"在医联体慢性病管理中的探索应用

利用互联网信息技术，通过打通大数据共享、整合利用健康档案等环节，搭建区域互联网会诊专网，实现医联体医慢性病连续性健康管理云平台。

一、建立慢性病数据中心

为了提升慢性病治疗水平，可借助计算机技术和网络技术建设"互联网+"慢性病管理平台，以便于全面了解患者的身体健康情况，相较于传统的面对面诊治方式更加连续，便于定期反馈患者的身体变化情况。建立慢性病数据采集平台，借助智能化医疗设备和穿戴设备采集数据，在获取相关信息的基础上，建立慢性病患者电子档案和电子病历，为患者的诊治提供全面支持，从而针对性制定合理的诊疗方案。通过建设慢性病管理大数据分析平台，借助现代化信息技术实现对患者数据信息的提取和分析，结合具体案例建立分析模型和医学知识库，实现对卫生服务的全面掌控，一旦发现异常情况，可以适当选择干预措施，推动慢性病防控工作的开展。

二、网络联合会诊中心"1+1+N"

网络联合会诊即借助医联体区域线上管理网络，由上级医院指派专科医生定期排班坐诊，基层医疗机构医生可根据病情协助患者运用会诊平台申请会诊。患者在基层首诊，如果遇到非常见病、多发病，基层医生可根据患者的病情，将其就诊资料上传至网络会诊平台，申请会诊并陪同患者就诊，上级医院专科医生可登录平台查看患者完整的就诊信息，以实现三方在线会诊。

这种"云会诊"的方式，一方面，可以给予基层医生疾病诊断指导，在实践中提高基层的医疗实力；另一方面，患者可以在家门口得到大型公立医院专科医生的诊疗建议，节约时间和经济成本。对于大型公立医院来说，医生可根据患者的情况判断是否需要到上级医院进一步检查就诊，为患者开具转诊证明或直接开具检查、检验，从而实现分级诊疗，将优质医疗资源留给真正需要的患者。

三、区域心电检查及区域影像集中阅片

慢性病管理干预平台可实现健康管理、区域心电检查和影像集中阅片等，具体包括以下几方面：一是加强日常健康管理，通过慢性病网络数据采集平台来获取充足的数据信息，为后续的慢性病患者医疗诊治提供可靠依据，并结合医生制定的慢性病干预方案，定期推送用药提醒和注意事项，以便于监测提醒、复检提醒和用药提醒等，促使用药患者的自我管理能力和依从性大大提升，积极配合医生进行慢性病管理工作，帮助患者养成良好的生活习惯。二是患者穿戴智能设备，并借助特定的APP结合使用，慢性病患者可以借助签约家庭医生，实现心电检查结果传输，由专科医生查看检查结果，可以实时监控患者的发病情况。一旦患者出现异常情况，可以通过APP和电脑等途径进行远程咨询，及时诊治。三是重症预约转诊，慢性病患者如果有特殊需要，可借助慢性病管理干预平台提供挂号服务，将患者转至上级医院诊治。

此外，还可采取线上线下资源模式，结合医疗服务的特殊性，在相关政策指导下整合线上线下资源，为慢性病管理开辟通道，在线下资源支持下，提升线上服务质量，便于人民群众获取医疗服务。从慢性病预约、咨询到远程诊治，不断拓宽服务范围，提升慢性病服务水平。"互联网+"慢性病管理的广泛应用，相较于传统的医疗服务模式优势更为突出，有助于整合医疗卫生资源，实时掌握患者

的疾病进程，结合慢性病患者的个性化需要，为慢性病患者提供优质的医疗服务，切实提升慢性病管理的有效性。

第六章
慢性病连续性健康管理服务信息化平台构建

第一节　慢性病连续性健康管理服务信息化平台构建的必要性

随着互联网信息技术的飞速发展以及网络普及率的迅速增长，互联网信息技术在医疗领域的应用发展也越来越广泛。2015 年，国务院发布《关于积极推进"互联网+"行动计划的指导意见》，提出把互联网信息技术应用于公共事业，发展便民服务、在线医疗、健康养老等服务，使"互联网+"医疗成为近年来的互联网热点。移动互联网、物联网、大数据这类新兴信息技术应运而生，被广泛用于慢性病的健康管理、连续护理服务等，进而逐步建成慢性病信息化平台，服务于医院社区及慢性病患者。

在这样的时代背景下，通过构建慢性病连续性健康管理服务信息化平台，可为慢性病患者提供健康档案服务和随访服务，记录慢性病患者的体征信息以及就医服务信息，使得医疗服务人员能够在任何时候、任何地方及时获取必要的慢性病患者相关信息，用以支持较高质量的医疗服务，使医院、医生能够全面掌控慢性病患者的健康信息，进而做好疾病预防、控制和健康促进等工作，使慢性病患者能够熟知和获取自己完整的健康资料，进而参与自身的健康管理，使管理者能够动态掌握服务资源并利用信息，实现科学管理和决策，达到提高医疗和服务质量的目的。

第二节　慢性病连续性健康管理服务信息化平台系统建设方案

一、构建目标

（一）前台客户端建设

（1）基于终端角色定位前端应用层的功能范围，拟在APP软件上实现，要求统一将APP作为信息数据出入口。

（2）线上业务流程与线下业务执行过程保持顺畅，并持续性优化信息架构和操作体验。

（3）通过终端接入互联网，局域网，引入设备、条码等通信手段，加强信息互动和传播通路。

（4）针对老年人特别设计大屏显示，配备简易操作模块。

（二）后台核心业务能力建设

（1）基于云的服务器。

（2）功能模块耦合设计，提高模块间的调用性能和可扩展性。

（3）规范化的业务流程和业务能力。

（4）终端角色差异化，提供不同角色的相应数据权限、操作权限等。

（5）加强建设安全、稳定等非功能性需求。

（三）后台服务管理建设

（1）通过ESB打通平台与医疗机构内HIS/LIS/EMR/PACS等核心系统的访问通路。

（2）建设标准数据模型，保障体系内部信息共享，进行数据分析与挖掘，提升业务服务能力。

（3）基础数据、基础服务、设备管理等公共资源管理平台。

二、设计原则

慢性病管理系统建设规范需遵循以下标准：

1. 标准化

标准化是慢性病管理系统信息化建设的重要基础。如果没有整体的规划和统一的标准，必然导致信息交换共享成本迅速飙升，甚至成为信息化平台建设的障碍。构建慢性病管理系统需要信息接口开放规范与标准化，健康体检数据技术标准化和系统之间数据传输标准化，疾病诊断术语按照ICD-10标准化，体检项目按照《中国健康体检项目指南》进行标准化。应严格参照中华人民共和国行业标准《个人信息基本数据集》《健康档案基本架构与数据标准》以及《国家基本公共卫生服务规范》等标准进行系统开发。

2. 数据库完整性和连续性

把分散的患者健康信息片断整合为以人为中心的慢性病档案，保证慢性病管理系统数据库的完整性和准确性。此外，将患病信息实时更新（急诊、门诊、住院资料），将健康管理信息动态更新（身体状况、情绪、社会支持、智力、精神、健康行为、体检资料），将索引信息定期更新（标识信息、联系人信息、生物学特征等），确保慢性病管理系统数据库的连续性和有效性。

3. 慢性病管理系统模块多样化

如慢性病管理模块（个人信息、体检数据、调查问卷、每日测量、就医记录）、健康评估模块（疾病风险评估、生活方式评估、心理评估、中医体质辨识）、维护方案模块（膳食方案、运动处方、心理保健方案、中医养生方案）、跟踪干预模块（干预计划、在线互动、短信邮件、电话回访等）、辅助功能模块（数据兼容、统计分析、报告模板、个人空间、团体报告）等，通过多样化的慢性病管理模块实现慢性病管理的深度和高端服务。

4. 信息化平台网络化

最大范围地整合所有慢性病信息，实现资源共享。跨地区、跨机构的慢性病管理服务为慢性病管理服务创建了更为广阔的空间。

5. 个人隐私保护

慢性病管理信息系统由于信息海量，且极为重要，涉及个人隐私，因此需设定严格的准入人员和准入方式，确保私密性。

6. 开放性与先进性

系统的开放性体现为各种设计规范符合国际和工业标准，并可提供多厂家产品的支持能力。要满足相关的国际标准和国家标准，是开放的可兼容系统，能与不同厂商的产品兼容，为后期接入其他系统、医疗机构预留接口。

7. 经济性与投资保护

性能价格比是系统平台设计应充分考虑的因素。而投资保护的思想正是推动开放式技术和产品的初衷，这主要体现在产品的前后一致性、向后兼容性，并能充分考虑医院未来3~5年的发展需要系统生命周期的总投入契合医疗行业和信息技术的发展趋势。

8.高质量服务与支持

及时、良好的售后服务支持和顾问咨询可免去用户的后顾之忧，是系统成功的重要一环。

三、系统架构

慢性病管理系统架构如图6-1所示。

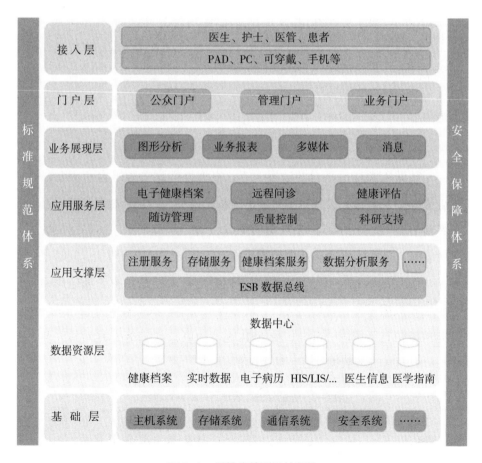

图 6-1　慢性病管理系统架构

1. 基础层

基础层是指支撑整个系统的软、硬件及网络环境，是智能慢性病管理平台的基础设施。其包括通信网络系统、主机系统、安全系统、存储系统和系统基础软件等系统。系统可作为云应用系统部署在云端虚拟环境当中，也可以作为实体系统部署。实体系统基础配置见表6-1。

表 6-1　智能慢性病管理平台实体系统基础配置

组件名称	所属类别	功能描述	性能要求	单位	数量
Linux-UBLNTU	基础软件	提供应用系统运行软环境	无特殊要求	套	1
PostgreSQL	数据库系统	提供数据存储环境	无特殊要求	套	1
宽带网	基础设施	提供组网能力	内网千兆交换，外网5兆	端口	5
安全系统	基础设施	系统安全	系统级安全	套	1
服务器	基础设施	硬件环境	8核，16G以上	台	2

2. 数据资源层

数据资源层是平台的数据中心，根据慢性病管理平台所提供的业务类型及特性，设置数据存储的结构、模型、内容。数据资源层是系统在运行过程中所产生数据的存放位置，是整个应用体系框架的关键核心部分，它使系统的数据交换、共享、交互成为可能，同时也是更深层的数据分析、数据挖掘、领导决策支持的依据，为应用系统实现数据采集、管理、交换、共享提供支撑。数据资源分析：系统是医院信息系统的一部分，受 ESB 规范约束，与 ESB 总线对接并与 LIS/HIS/PACKS 数据交互。见表6-2。

表 6-2　智能慢性病管理平台数据资源层

数据资源	类型	描述	备注
电子健康档案	本系统采集	符合《国家基本公共卫生服务规范（第三版）》要求	
电子病历	ESB导入	ESB规范	

续表

数据资源	类型	描述	备注
检验检测数据	ESB导入	ESB规范	
医生信息	本系统采集或ESB总线导入	ESB规范	
随访数据	医生终端、手机端采集	符合《国家基本公共卫生服务规范（第三版）》要求	
家庭检测数据	移动端、手机端、可戴设备采集	卫生信息数据集元数据规范（WS/T 305–2009）	
处方信息等	ESB导入	ESB规范	

3. 应用支撑层

应用支撑层主要实现用户基本信息、居民健康档案、体检信息、实时健康检测数据的数据采集、交换与共享。其中，数据交换功能是平台以及系统之间进行信息沟通的技术应用层面；业务服务功能是基于数据交换层，根据数据结构设计各种业务服务组件来完成平台数据的采集、存储与共享。智能慢性病管理系统应用支撑层建立在 ESB 数据总线之上，主要包括注册服务、档案服务、存储服务、安全服务、通讯服务等（图6-2）。

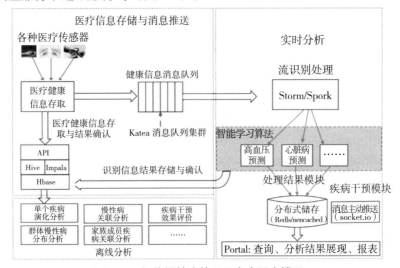

图 6-2 智能慢性病管理平台应用支撑层

4. 应用服务层

应用服务层以数据中心为基础，面向系统各角色提供业务服务功能，主要包括建档签约、档案查询、统计报表、智能分析、跟踪随访、实时预警、远程检测、消息推送、质量管理和科研数据支持等。

5. 业务展现层

业务展现层是基于应用服务层提供相关展现组件的服务，辅助应用层和门户层提供信息图形、业务报表、多媒体、消息等多种展现手段。

6. 门户层

门户层主要负责集成业务应用，提供统一的用户界面和业务交互，实现用户单点登录访问集成应用。本系统区分科室、医生、护士、主任、患者及系统管理员等角色并提供不同数据权限的、差异化功能的交互界面。各角色交互界面根据如下功能需求进行开发（图6-3）。

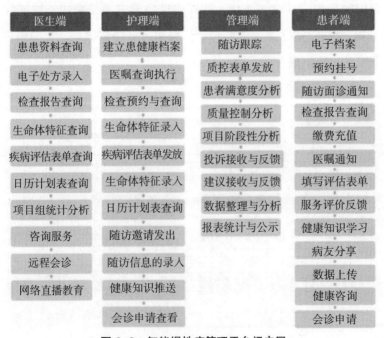

图6-3　智能慢性病管理平台门户层

7. 系统接入层

角色触达系统的方式，系统接入的方式满足卫生专网和互联网方式接入，接入规范受医院 ESB 总线规范约束；用户使用平台提供的功能时，可采用 PC、PDA、手机、健康一体机以及带有网络功能的体征检测设备等，平台在向用户提供信息服务时，可采取手机 APP、公众号、短信、电子邮件、电话等各种形态提供或获取服务。

8. 标准规范体系

标准规范体系是整个卫生信息化建设的基础。首先要遵循国家相关标准、国家和国际开放技术标准，从总体、技术、业务、管理、运营等方面严格地遵循标准规范建设流程。系统设计建设所依据的标准规范包括但不限于以下所列：

（1）疾病分类与代码（GB/T 14396–2001）

（2）卫生机构（组织）分类与代码（ffS218–2002）

（3）卫生信息数据元标准化规则（WS/T 303–2009）

（4）卫生信息数据模式描述指南（WS/T 304–2009）

（5）卫生信息数据集元数据规范（WS/T 305–2009）

（6）卫生信息数据元目录 CWS363.1–2011 – WS363.17–2011）

（7）卫生信息数据元值域代码（ffS364.1–2011 – WS364.17–2011）

（8）城乡居民健康档案基本数据集（WS365–2011）

（9）医疗卫生业务领域基本数据集（WS370–2012 – WS375–2012）

（10）电子病历基本框架及数据标准（试行）（卫办发〔2009〕130号）

（11）健康档案基本架构与数据标准（试行）（卫办发〔2009〕46号）

（12）《国家基本公共卫生服务规范》（第三版）

9. 安全保障体系

安全保障体系从物理安全到应用安全，贯穿整个逻辑架构，是保障整个平台正常运营的基础。本系统从网络、传输、数据存储、数据使用等方面构建网络安全保障体系，从医院内部IT环境出发，重点关注数据安全和应用安全方面。

1）数据安全

防止信息泄露，避免医院的关键资产及患者隐私数据被黑客、内部人员所窃取，从数据传输、存储等过程保障数据保密性、数据完整性以及数据备份和恢复等功能要求，并可以与院方现有的CA系统对接。

（1）数据保密性：具有系统加密功能，确保数据、信息系统的安全，数据传输采用HTTPS和TLS方式。

（2）数据完整性：采取数据校验和存储，确保数据在传输过程中的完整和安全。

（3）数据可用性：重要数据定期备份，本地备份与异地备份结合，保证系统的高可用性。

2）应用安全

针对医疗应用系统的特点，系统提供身份鉴别功能，并采用密码技术保证通信过程中数据的完整性，避免身份鉴别信息被冒用。终端访问平台服务进行身份认证，系统采用MD5 Digest摘要认证（具体参考RFC2617）。

（1）身份识别：设置用户/口令机制进行系统使用者身份鉴别。

（2）访问控制：通过安全加固措施，制定严格的用户权限策略。

小结:

慢性病连续性健康管理服务信息化平台依据生产库或数据中心库的多数据来源,通过数据采集服务形成业务主体数据库,经过分析,提炼形成以慢性病患者健康为核心的中心标准库、体征数据库、任务数据库和用以各种标准支撑的知识库数据,从而形成平台资源中心。在资源中心的支撑下,完成基于知识库的健康管理业务工作,任务管理系统完成任务统筹安排分发,健康管理工作台完成以慢性病患者健康为核心的综合采集服务,而知识库管理系统作为各操作和判断业务的支撑,可容纳各种知识库标准。同时,通过健康管理服务引擎与其他生产系统进行交互,该引擎在接收到请求后,通过资源中心进行请求信息完善,可为自身应用和外部系统提供更加全面的支撑。

由此最终形成如图6-4所示的信息化平台总体架构。

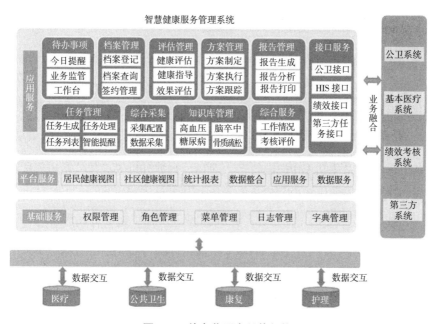

图6-4 信息化平台总体架构

第三节 慢性病连续性健康管理服务信息化平台建设目标

一、医院层面

慢性病连续性健康管理服务信息化平台通过与医院各类业务信息系统（如HIS）对接或者外部数据导入，进而整合完善医疗基础数据。针对慢性病患者，进行随访、健康档案管理等工作，形成数据的有效沉淀与统计分析。医院管理层利用数据中心采集到海量数据，提高医疗卫生服务质量和服务效率，提高监督管理能力，化解疾病风险等问题，为制定决策提供有效的数据支持。

二、医护人员层面

更多的工作来自于医患之间的互动以及医生团体间病案的分享与研究。慢性病连续性健康管理服务信息化平台将帮助医护人员在日常工作中进行慢性病患者的随访、跟踪和记录，了解患者用药以及恢复情况，协助医生进行定向的科研工作。平台支持医生在WEB工作平台以及手机APP端进行多人对话、数据分析等工作，逐步形成面向医生、专家团体以及慢性病患者间的互动交流平台。

医生在进行医疗卫生服务时可以调阅到慢性病患者的所有诊疗信息（急诊、门诊、住院、健康等信息）和健康档案信息。医生可以将慢性病患者诊治、处方、医嘱等需要的数据通过平台上传到系统中，也可通过HIS系统获取相应的处方等情况，完成相应的服务，避免数据重复录入。一方面，能够提供更加合理和优质的诊疗服务，通过调阅慢性病患者的健康档案，辅助诊疗，提高诊疗水平；另一方面，能够为慢性病患者提供更优质的预防、保健、健康教育、康复等公共卫生服务，逐步提高慢性病患者的健康水平。

护理人员在进行医疗护理服务时可以调阅到慢性病患者的所有诊疗信息（急诊、门诊、住院、健康等信息）和健康档案信息，也可以将各种护理数据通过平台上传到系统中，并且可通过HIS系统获取相应的处方情况，完成相应的服务，避免数据重复录入。一方面，能够提供更加合理和优质的护理服务，建立慢性病患者的健康档案，辅助诊疗，提高诊疗水平；另一方面，能够为慢性病患者提供更优质的预防、保健、健康教育、康复等公共卫生服务。

三、慢性病患者层面

慢性病患者迫切需要享受更高品质的医疗卫生服务，及时获取有效的个人健康信息和医疗保健信息，进而在专业的指导下提高生活质量。通过慢性病连续性健康管理服务信息化平台的建设，医疗机构能够开展慢性病跟踪监控、随访、健康教育等服务，使慢性病患者就医更方便。

慢性病患者在进行诊疗时，能够让就诊医生查阅自己的健康档案、诊疗详情、随访记录等信息，从而使就诊医生更好地为自己服务，并可以通过治疗安全警示、药物过敏警示等有效减少医疗事故，对不必要的检验、检查进行提示，逐步缓解看病贵的问题。

按照相关标准，建立慢性病患者贯穿整个生命周期的健康档案，慢性病患者可以查询自己的健康资料，享受便捷的、全方位的疾病诊治、医疗咨询、健康教育、医疗保健等健康服务，并在此基础上进行自我医疗管理，制定自我疾病防范及维护自己的健康档案信息。

医院可运用慢性病连续性健康管理服务信息化平台为慢性病患者提供主动的、人性化的全程慢性病健康管理服务。一方面，为慢性病患者提供方便、快捷、全面、科学的健康服务和保障；另一方面，将有助于增强慢性病患者的健康保健意识，极大地提高慢性病患者的健康水平与生活质量。

第四节　慢性病连续性健康管理服务信息化平台系统功能描述

一、系统功能简介

（一）规范、完整的诊疗信息

慢性病连续性健康管理服务信息化平台从院内的HIS等系统中获取慢性病患者相关数据，从而保证数据的时效性，以及慢性病患者随诊资料完整且收集方便快捷，进而进行科学有序的慢性病患者健康档案管理。对慢性病患者的基本信息、病理诊断、治疗手术及住院信息进行记录和校验，应当具备信息智能纠错功能，一旦录入数据存在问题或重要信息缺失，系统会给予警示。

可根据入院年份、确诊时间、病种、诊断等条件筛选慢性病患者，一键创建慢性病患者健康管理档案。该信息化平台操作简单、流程规范，同时保证了慢性病患者健康档案的科学性、针对性和规范性。

慢性病连续性健康管理服务信息化平台应提供丰富、便捷的管理慢性病患者的途径。慢性病患者仅仅通过APP信息传递就可以为院内随诊系统自动收集出院慢性病患者的生存状态、生存质量。随诊系统还可以预先设置好一些内容模板，用于提醒慢性病患者阅读患教知识，定期到医院复查，填写生存质量问卷，使得随访工作更高效，获得结果更精准。

（二）直观简便的统计报表

该信息化平台应支持一键生成统计报表，即支持分科室、病种，按照病理分期、术式等信息分析慢性病患者数据，并且通过不同分期、不同治疗方式、不同术式，多维度地计算慢性病患者的生存率，定期生成院内慢性病患者的生存率统计报表，为医院专题研究、权威数据的发布提供真实可靠的数据支撑。

（三）灵活高效的逐级检索

该信息化平台应具备标准检索、一键检索及高级检索功能，逐级满足院内检索需求。可以对全部数据，包括慢性病患者的基本信息、诊断信息、住院信息、治疗信息、随访信息等多种数据项目进行组合查询，满足多个条件进行高级检索；能够迅速帮助医院临床流行病学的研究、临床科研专题研究筛查出匹配特征的慢性病患者群，并且对其进行针对性的随访。

二、系统功能主要特点

慢性病连续性健康管理服务信息化平台应与医院HIS内医疗业务系统对接，使工作方便、高效。该信息化平台实现院后慢性病患者健康档案管理、主动随访等一系列功能。以完善院内慢性病患者健康档案工作为主，逐步延伸到科室、医生多方协同完成为辅。同时，已经实现健康档案建立、电子处方录入、检索指定特征的慢性病患者群、一键生成随诊报表统计等功能。

慢性病患者可通过APP与医院保持密切沟通，建立随诊关系。医院通过移动应用使医生和慢性病患者建立随诊关系，归集慢性病患者院外病历数据，构建完整的随诊大数据库。同时，为慢性病患者提供康复指导、复查提醒、随诊预约挂号等全平台的随诊服务体系。

构成"医院-医生-慢性病患者"三位一体的健康随访，通过APP连接慢性病患者和医生后，支持慢性病患者回答随访问卷，并拍照上传当地病历；支持医生查看自己管理的慢性病患者的病情进展及随访结果，还支持医生主导设计临床科研专题随访；所有的随诊数据归集在医院电子病案库，形成医院随诊大数据库。

三、常用功能

（一）慢性病患者列表

显示所有慢性病患者记录，并且可以新增、删除、修改慢性病患者的信息，修改慢性病患者住院信息，查看修改慢性病患者的随访记录，查看调查问卷，并且具备批量导入、导出慢性病患者信息，条件查找慢性病患者的功能。

添加住院信息的慢性病患者记录在列表的后面点击按钮进入慢性病患者历次住院信息查看页面，查看慢性病患者历次住院信息。

界面可中编辑慢性病患者的住院信息，其中入院时间、入院科别、第几次住院、出院时间、出院科别、主治医师为必填项。慢性病患者的诊断记录也必须填写，在界面下部的诊断记录表中添加慢性病患者的诊断，其中诊断类型、诊断内容、诊断疾病编码、诊断时间、诊断疾病编码为必填项。

（二）慢性病患者健康档案管理

慢性病连续性健康管理服务信息化平台通过建立慢性病患者的个人基本资料、健康史和健康问题目录，对慢性病患者的个人基本信息、家庭情况、健康状况、行为习惯、既往病史、诊断治疗情况、家族病史、主要健康问题等进行动态、连续且全面的态记录，以便全科医生为每个慢性病患者提供针对性、连续性、全方位的保健服务和健康指导。支持直接建立健康档案和通过对接HIS系统建立健康档案。将健康教育、预防、保健、康复、计划生育技术服务和基本医疗中与个人相关的信息新增到个人健康档案中，允许进行更新和补充。

根据相关要求，提供对慢性病患者健康档案的信息采集、维护、查询、评估、满意度调查、统计分析功能。

信息采集：采集医疗服务、公共卫生管理中记录的慢性病患者健康信息，包括各种既往史、个人生活习惯等；建立健康档案，支持各种业务子系统收集健康记录，并自动推送到健康档案中。

档案维护：健康档案的添加、修改、校验，能够自动接收、合并来自其他系统的相关信息。

档案查询：根据行政区划、姓名、身份证号、健康卡号等条件查询个人健康档案，并具有导出功能。

档案评估：为建档对象提供具有针对性的健康状况分析与评估，提出健康干预措施和管理服务的建议，并具有录入、修改、校验健康评估信息的功能。

满意度调查：提供建档对象对健康档案管理和信息维护等综合服务满意度调查功能。

统计分析：提供统计分析功能，如生活习惯分析报表，健康评估统计分析、满意度调查统计分析。

（三）评估管理

1. 健康评估

支持根据评估知识库提供的评估执行标准，可通过信息化手段以及主动询问的方式收集慢性病患者的健康档案、诊疗、健康体检等信息，对社区慢性病患者健康危险因素进行记录，支持多套评估模板的切换使用。

慢性病评估：以中华医学会认证的慢性病风险评估模型为工具，评估10多种慢性病未来5～10年的患病风险。

中医体质：以中医药学会制定的《中医体质辨识问卷》为基础，对客户的9种体质逐一进行分析辨识，并给予初步的建议。

2. 健康指导

支持根据健康评估记录结果得出评估对象已患疾病、易患疾病以及易患因素，并对异常指标设定目标值。通过信息耦合以及调用健康教育知识库，对评估对象进行针对性的健康指导。

评估结论模块：如果该慢性病患者已做过健康状况评估，则该模块展示具体的评估结论，否则为空。

目标设定模块：如果该慢性病患者已做过体征指标健康状况评估，则该模块展示具体评估的体征指标、评估值、参考目标、需设定的目标以及目标设定值等信息。

3. 评估列表

支持统计查询历次健康评估信息，可通过勾选年度效果评估、签约时间、评估模板类型展示对应评估列表。

4.效果评估

支持对纳入健康管理的慢性病患者提供年度健康管理状况评估，包括主要健康问题对比结论、生活方式对比结论、体征信息（BMI、血压、血糖、血脂等曲线）、所患疾病评估信息（服务完成、疾病控制等情况）、健康指导内容、效果评估结果及结论等健康主题分析。

（四）慢性病患者管理

1.健康方案制定

根据评估结论自动制定或推荐健康服务方案，并支持制定个性化管理方案。

管理目标模块：如果该慢性病患者已做过健康指导的目标设定，则该模块展示具体的管理目标内容，否则为空。

已选方案模块：如果该慢性病患者未制定过健康方案，则首次进入该页面时，已选套餐模块为空，否则展示慢性病患者的选择套餐。

可选方案模块：该模块展示所有可选套餐。

个性化方案模块：支持新增慢性病患者的个性化方案，可设置方案有限期。

2.健康方案执行

根据制定的健康服务方案执行并产生健康服务干预记录。方案制定后生成该慢性病患者对应的业务任务，医生可在同一界面完成不同采集项目采集信息的录入。

3.健康方案干预

查看慢性病患者的健康服务干预实施率和健康服务干预计划进度表。

（五）报告管理

1. 健康情况及评估

展示慢性病患者目前的健康情况及评估内容，主要包括慢性病患者目前的健康问题、生活方式及危险因素、指标情况、其他指标、常规检查分析数据、常规检查趋势情况曲线、风险项目评估结论以及总体评估摘要等。

2. 重点问题与建议

主要包括重点问题（立即处理、尽快处理、紧密跟踪、注意观察）处理信息、生活方式建议与临床指导建议，以及对于重点问题具体情况的常见原因及危害分析。

3. 健康管理情况

支持查看慢性病患者年度健康管理方案以及方案具体执行情况，同时可评估健康管理总体效果，根据整体健康管理情况分析可建议制定新年度健康管理方案和个性化方案。

（六）防治知识库管理

慢性病连续性管理服务信息化平台应具备对高血压、糖尿病、冠心病、脑卒中、慢性阻塞性肺疾病、肿瘤、慢性肾脏病的知识库管理，包括各种病种的评估模板、来源、启用、结果设置等管理维护；实现慢性病患者健康服务项目的内容、频次、权限等内容的维护；实现健康方案管理内容、服务项目以及防治策略的维护；实现对各种疾病的健康宣教内容的维护。

1. 高血压防治知识库

高血压评估知识库：实现高血压评估知识题目、分数以及结果逻辑设置和查看。

高血压健康方案知识库：实现高血压健康方案知识包含的服务

项目、服务频次的维护和查看。

高血压健康教育知识库：实现高血压健康教育知识包含的教育项目、教育内容的维护和查看。

2. 糖尿病防治知识库

糖尿病评估知识库：实现糖尿病评估知识题目、分数以及结果逻辑设置和查看。

糖尿病健康方案知识库：实现糖尿病健康方案知识包含的服务项目、服务频次的维护和查看。

糖尿病健康教育知识库：实现糖尿病健康教育知识包含的教育项目、教育内容的维护和查看。

3. 脑卒中防治知识库

脑卒中评估知识库：实现脑卒中评估知识题目、分数以及结果逻辑设置和查看。

脑卒中健康方案知识库：实现脑卒中健康方案知识包含的服务项目、服务频次的维护和查看。

脑卒中健康教育知识库：实现脑卒中健康教育知识包含的教育项目、教育内容的维护和查看。

（七）随访任务管理

1. 分配随访任务

分配随访任务的功能是用来给随访人员分配随访任务的，由任务分配人员（如随访主任）按照一定的条件查询待随访的慢性病患者，然后生成一条随访任务，并且把随访任务分配到随访人员头上，这样随访工作人员可以根据分配给自己的任务进行随访工作。

2. 执行随访任务

执行随访任务功能界面下可以浏览登录的随访人员要执行的随

访任务，可以看到每项任务的完成状态，通过任务列表可以进入任务详情界面，并且对慢性病患者进行随访工作。

在任务详情界面中可以查看任务中每一个慢性病患者的随访情况，其中包括微信状态（已发送已反馈、已发送无反馈）、短信状态（已发送已反馈、已发送无反馈）、随访状态（已完成、未完成、暂存）、随访结果（稳定、转移、复发、死亡、未接听、拒绝、空号、错号、其他）。

3. 查看随访任务及随访任务评分

显示随访任务以及审计人员查询、任务名查询、审计时间查询、随访人员查询、任务完成起始时间和结束时间查询、随访状态查询；显示随访人员、任务名、预计完成时间、实际完成时间、完成比例、状态、结果、审计评分、审计备注、审计人员、审计时间等信息，可查看任务详情，可对终止或完成的任务进行任务评分。

（八）统计功能

1. 标准统计

选择分科室统计模板，根据出院科别、病种、治疗方式、确诊时间筛选慢性病患者，统计各科室有效随访数、有效存活数、肿瘤死亡数以及一年以内的生存情况。

选择分病种统计模板，根据出院科别、病种、治疗方式、确诊时间筛选慢性病患者，统计各病种有效随访数、有效存活数、肿瘤死亡数以及一年以内的生存情况。

选择分疗法统计模板，根据出院科别、病种、治疗方式、确诊时间筛选慢性病患者，统计各病种有效随访数、有效存活数、肿瘤死亡数以及一年以内的生存情况。

选择分主治医师统计模板，根据出院科别、病种、治疗方式、确诊时间、主治医师筛选慢性病患者，统计各病种有效随访数、有效存活数、肿瘤死亡数以及一年以内的生存情况。

选择自定义统计模板，包括复发率、转移率、各病种、各疗法分布比率等项目，选择确诊时间，展示图表。

2. 高级检索

支持多条件的检索，搜索条件支持多种类型关系，创建好检索条件后进行查询，即可展示慢性病患者列表。

基本信息包括：病案号、性别、年龄、现住址、户口地址、单位地址、职业、出生年月、身份证号、生存状态、婚姻状况、关系、联系人姓名、联系电话、联系地址。

住院信息包括：入院途径、入院时间、出院时间、入院科别、转科科别、出院科别、既往治疗、治疗方式、科主任、主任医师、主治医师、住院医师、主诊医师、责任护士、进修医师、实习医师、原发癌数。

诊断信息包括：确诊年龄、确诊时间、病种、最近就诊时间、门（急）诊诊断、门（急）诊诊断编码、诊断类型、诊断名称、诊断疾病编码、病理诊断名称、病理诊断编码、诊断依据、诊断分期、诊断说明、肿瘤部位、ICD-O编码、出院情况。

治疗信息包括：手术日期、手术名称、CM3编码、术者、一助、二助、麻醉方式、麻醉医生、切口愈合、切口等级类型、治疗方案。

随访信息包括：随访结果、随访时间、随访人员、随访方式。

条件包括：等于、不等于、大于、大于等于、小于、小于等于、开头匹配、结尾匹配、包括、不包括、为空、不为空。

第七章

质量控制与投诉接待

第一节　重大医疗纠纷和突发纠纷事件预警及应急处置预案

　　为及时有效处置发生在医院内的重大医疗纠纷和突发纠纷事件，进一步规范医院医务人员的医疗行为，认真贯彻执行《中华人民共和国执业医师法》《医疗事故处理条例》《中华人民共和国药品管理法》《医疗机械监督管理条例》《突发公共事业总体预案》等相关文件精神，持续改进医疗质量并建立长效机制，保障（提高）医疗服务质量和医疗安全，维护医患双方的正当合法权益和正常、良好的医疗秩序，促进医疗事业的健康快速发展，特此制定本预案。

一、适用范围

　　凡医疗活动中发生的重大医疗纠纷、突发医疗纠纷事件的处置均属该预案的适用范围。

二、定义与内容

（一）定义

其指医院在医疗活动中发生的重大医疗纠纷、医疗差错、意外和突发应急事件。

（二）内容

（1）医疗差错，指虽然医务人员的医疗行为存在过失或错误，但未造成患者死亡、残废、功能障碍等人身损害后果的事件。

（2）医疗意外，是指由于病情或患者体质特殊而发生难以预料和防范的不良后果的事件。

（3）医疗突发应急事件，指在医疗工作中突然出现的难于预测、控制和无法防范的事件。

（4）医疗事故，指医务人员在医疗活动中，违反医疗卫生管理法规、行政法规、部门规章和诊疗护理规范、常规，过失造成患者人身损害的事故。

（5）重大医疗纠纷，指在医疗纠纷事件的处理中，连续三次以上沟通接待且无效，患者及其家属每次来访人次超过五人以上，出现非理性维权行为的打、砸、抢等损害医院财产，出现威胁、伤害医务人员身体、停尸病房、拉横幅、摆花圈、设灵堂、烧纸钱等公安部、卫生部发布的《关于维护医疗政策工作秩序的联合通告》中规定的相关情形的违法行为。

三、组织体系

在医院党政领导下，成立重大医疗纠纷预警暨突发医疗纠纷事件处置指挥组合办公室，办公室挂靠医教部。各临床科室成立科室重大医疗纠纷预警暨突发医疗纠纷事件处置小组。

四、职责

（一）指挥组职责

对医院内发生的重大医疗纠纷预警暨突发医疗纠纷事件处置进行统一指挥和决策部署。

（二）办公室职责

负责落实指挥组的各项决议，组织、协调重大医疗纠纷预警暨突发医疗纠纷事件，处置有关具体工作。

（三）各职能部门职责

事件发生时，各职能部门必须按以下分工职能做好工作。

1. 医教部、护理部、门诊部

负责迅速组织人员深入事发科室进行调查、核实、汇总、上报，供领导参考、决策；负责组织、协调院内的抢救，协调有关部门、科室共同参加处置相关工作；负责指导科室对医疗文书的完善、整理收集、保管等工作，避免举证不能的情况发生；残余科室重大医疗纠纷预警暨突发医疗纠纷事件处置专家小组的讨论；协助科室和相关部门做好事发现场和重点对象的保护工作；组织相关人员参加接待患者或患者法定代理人、死亡患者继承人（以下简称"患方"）的工作；协助科室维护正常的工作秩序，保障医疗安全；在指挥组的统一领导下，协调、协助处置善后工作。

2. 安全保卫部

负责调派保卫卫队人员迅速赶赴事发现场，对重点人员、部门实施有效保护；负责现场秩序的控制，必要时及时报警并协同公安部门控制事态发展；协助相关部门保护事发现场，协助公安机关现场勘查和依法取证工作；对于发生暴力袭医事件的，按照《医院暴力袭医、伤医事件处置》报告、联动；积极配合做好相关的善后工作。

3. 宣传部

负责指导事发科室及相关人员应对媒体采访，避免错误的宣传报道事件的发生；负责来医院采访记者的接待处理；负责与新闻媒体联络，防止误报、误导；关注微信、微博、QQ上对医院的负面报道事件，并积极联动。

4. 其他部门

涉及输血、输液的重大医疗纠纷或突发医疗纠纷事件的，输血科、临床药学部积极配合相关工作的处理和报告。涉及收费、医保相关问题的，财务部、医保办积极配合相关工作的处理和报告。其他部门涉及的工作，由医院办公室联系支持配合。

第二节　应急操作流程的构建

一、重大医疗纠纷、突发医疗纠纷事件的分级

依据事情发生的性质、结果和发作态势分为三级（Ⅰ级为特大事件，Ⅱ级为重大事件，Ⅲ级为严重事件）

1. Ⅲ级事件

出现以下情形之一的被确定为Ⅲ级事件：

患方抢夺原始病历资料；患方严词质疑、辱骂医护人员；患方对

医护人员纠缠不休，影响医护人员正常工作；患方在医院内采取非理性维权，患方聚众人数5人及5人以下的。

2. Ⅱ级事件

出现以下情形之下的被确定为Ⅱ级事件：

在医院内采取非理性维权，患方聚众人数5人以上；威胁医护人员人身安全；停尸病房，不送太平间，聚众在医院内闹事；未经有关部门批准新闻媒体到医院采访；患者在医院内自杀的。

3. Ⅰ级事件

出现以下情形之一的被确定为Ⅰ级事件：

患方对医护人员身体有伤害行为；患方在医院内采取非理性维权，患方聚众人数10人以上。

二、应急反应的时限和程序

三级应急反应程序颜色代号分别为蓝色、橙色和红色，红色应急反应程序代表应急反应时限最短，程序应当最快；橙色应急反应程序则次之；蓝色应急反应程序再次之。具体要求如下：

1. 蓝色预警

Ⅲ级事件发生后，立即通知保卫部、医教部、护理部等职能部门协调处理。

科室处置小组：上班时间，组长及成员立即处理；下班时间或节假日，组长及小组成员15分钟内到达现场；保卫部、医教部、护理部尽快协助科室现场处置；向部门领导及时汇报。

2. 橙色预警

Ⅱ级事件发生后，立即向分管院长（值班院领导）报告；保卫部的保卫人员5分钟内到达事发现场；医教部、护理部及其他相关职能部门人员15分钟内到达事发现场；院总值班室工作人员15分钟内到达事发现场。

3. 红色预警

Ⅰ级事件发生后，各部门领导15分钟内到达事发现场；需院领导出现场处置的，分管院长（值班院领导）15分钟内到达事发现场。

三、重大医院过失行为和医疗事故防范预案

若院内发生重大医疗过失行为和医疗事故，在按《医疗质量安全事件曝光相关制度》要求上报的同时，参照本制度组织、协调院内的抢救，协调有关部门、科室共同参加处置相关工作，尽可能减轻患者的损害后果。

四、处罚

违反本制度规定，造成严重不良后果或有损医院声誉的过失行为，由医院缺陷管理委员会按照《医院缺陷管理条例》论处。

第三节　医疗纠纷的防范与处理制度

一、医疗纠纷及接待管理制度

为进一步拓宽患者反映意见的渠道，加强医疗投诉管理，规范投诉处理程序，加强医患沟通，体现以患者为中心和医院关怀服务的宗旨，遵循合法、公正、及时、便民的原则，保障医患双方的合法

权益，根据国务院《信访工作条例》《医疗事故处理条例》，卫生部《医疗机构管理条例》《医院投诉管理办法》等法规、规章，并结合医院医疗工作的实际情况，特此制定本制度。

1.组织机构及职责

医院设立专门的医患关系沟通办公室即医教部医疗综合科，作为医疗安全管理、医疗风险管理和医疗风险应急处理的常设机构，对发生的医疗纠纷投诉事件，按照患者及家属随时来访、随时接待的原则进行处理。如果投诉问题涉及多部门、多处（室），则由相关职能部门、处（室）协助和配合处理。

2.就医纠纷投诉方面的职责

（1）统一受理医疗纠纷投诉。

（2）调查、核实投诉事项，提出处理意见，及时答复医疗纠纷投诉人。

（3）组织、协调、指导全院的医疗纠纷投诉处理工作。

（4）定期汇总、分析医疗纠纷投诉信息，提出加强和改进工作的意见或建议。

二、医疗纠纷投诉方式

医院建立了医疗投诉渠道，当患者合法权益受侵害或对医院的服务不满意时，可通过医疗综合科的电话、传真、邮箱或直接去医疗综合科接待室进行投诉。医院在官网上公布投诉管理部门、地点及其联系方式，并由工作人员处理、回复患者医疗投诉。

三、投诉人的权利与责任

（1）投诉人对医疗服务工作的投诉应注明投诉人的名字、性别、年龄、住址和联系方式。

（2）门诊患者或投诉人应注明门诊时间、科室及门诊医生的诊断、治疗等。

（3）住院患者或投诉人应注明入院时间、科室、床号、住院号、主管医生及诊断、治疗等。

（4）投诉的具体事实应清楚，处理要求应明确。投诉人应对自己提供的相关信息的真实性承担相应的法律责任。

（5）投诉人应当依法文明表达意见和要求，配合医院医教部的调查和询问，不得扰乱医疗正常秩序。对于投诉人采取违法或过激行为的，医院有权采取相应措施维权并依法向公安机关和卫生行政部门报告。

（6）患方有权就有关诊断、治疗过程、诊疗结果等向医疗机构职能部门反映情况，并提出建议、意见或者投诉请求。

（7）为了能尽快处理患方的建议、意见或投诉，患方对医疗行为进行投诉一般应当采用书面形式填写来访登记表，并提交相关就诊材料复印件，同时根据不同情况提供相应材料。

a.投诉人是患者本人的，需提供其有效身份证明；

b.投诉人为患者代理人的，应当提供患者及其代理人的有效身份证明、投诉人与患者代理关系的法定证明材料、患者的委托书；

c.患者可直接向区卫生局申请医疗争议行政处理，或直接向区人民法院提起诉讼，或向区人民调解委员会申请人民调解。

第四节　投诉接待处理流程

医患沟通是为保障患者的合法权益，加强医患沟通，防范医疗风险，保障医疗安全，减少和防范医疗纠纷。根据《中华人民共和国侵权责任法》《中华人民共和国执业医师法》《医疗事故处理条例》等相关医事法律法规精神特此制定本制度。本制度适用于患者在医院门（急）诊、住院诊疗全过程中，医师与患者及家属（委托代理人）就患者当前的疾病诊断情况、主要检查（治疗）措施以及下一步治疗方案等问题所涉及的医患沟通环节。《中华人民共和国侵权责任法》第五十五条：医务人员在诊疗活动中应当向患者说明病情和医疗措施。需要实施手术、特殊检查、特殊治疗的，医务人员应当及时向患者说明医疗风险、替代医疗方案等情况，并取得其书面同意；不宜向患者说明的，应当向患者的近亲属说明，并取得其书面同意。

一、医患沟通类型

门诊医师在接诊患者时，应根据患者的既往病史、现病史、体格检查、辅助检查等对疾病做出初步诊断，并给予门诊治疗，对符合入院指征的可收入院治疗。在此期间，门诊医师应与患者沟通，争取患者对各种医疗处置的理解。门诊医师应将沟通内容记录在患者门诊病历上。

二、医患沟通的内容

1. 诊疗方案的沟通

沟通内容包括：①既往史、现病史；②体格检查；③辅助检查；④初步诊断、确定诊断；⑤诊断依据；⑥鉴别诊断；⑦拟行治疗方案，可提供两种以上治疗方案，并说明利弊以供选择；⑧初期预后判断等。

2.诊疗过程的沟通

医师应向患者或家属介绍患者的疾病诊断情况、主要治疗措施、重要检查的目的及结果患者的病情及预后、某些治疗可能引起的严重后果、药物不良反应、手术方式、手术并发症及防范措施、医疗药费情况等，并听取患者或家属的意见和建议，回答患者或家属提出的问题，增强患者和家属对疾病治疗的信心。医师要加强对目前医学技术局限性、风险性的了解，有的放矢地向患者或家属介绍，使患者和家属心中有数，从而争取他们的理解、支持和配合，保证临床医疗工作的顺利进行。

3.机体状态综合评估

根据患者的性别、年龄、病史、遗传因素、所患疾病严重程度以及是否患多种疾病等情况，对患者机体状态进行综合评估，推断疾病转归及预后。沟通内容总体要求医生要客观、详细地告知患者及家属（委托代理人）有关病情，让患者及家属（委托代理人）明白患者的病情，明白患者做何种检查及其目的和意义，明白有权选择坐诊医生，明白诊断或治疗方法实行后可能出现的不良后果；同时告知患者自己应注意的有关事项，看病时应遵守的医事法律、医院诊疗秩序和规章制度，理解看病时应尊重医生的诊治权，知道患者进行特殊检查（治疗）和手术前应当参与阅签知情同意书的程序。

三、沟通方式

1.分层次沟通

根据患者病情的轻重、复杂程度以及预后的好坏，由主管的医师进行沟通，同时要根据患者或亲属的文化程度及要求不同，采用不同方式沟通。对已经发生或可能发生医疗纠纷（即医疗安全隐患事件）的，科室要列为重点沟通对象，必要时，由不同级别的医生成立沟通小组，对患者及其家属进行沟通。

2. 宣教性沟通

对带有共性的常见病、多发病、季节性疾病等，由科主任、护士长、责任医师、护士等共同召集病区患者及家属会议，进行针对性沟通，介绍疾病发生、发展、疗程、预后、预防及诊治过程中可能出现的相关风险情况等，回答患者及家属的提问，并记录在科室会议记录本上。

3. 保护性沟通

对患有某些特殊疾病，如恶性肿瘤或预后不良的患者，为避免对患者的疾病治疗和康复产生不利影响，主治医生应先将患者的病情如实告知患者家属，再根据家属的意见确定是否告知患者本人及采取何种方式告知患者本人；对于精神较脆弱或身体状况较差的患者，需告知患者本人的，可委婉或暂缓告知。

（1）书面沟通。对丧失语言能力或需进行某些特殊检查、治疗、重大手术的患者，患者或家属不配合或不理解医疗行为的，或一些特殊的患者需要留存证据的，应当采用书面形式进行沟通。

（2）实物对照讲解沟通。医师可以利用人体解剖图谱或实物标本对照讲解沟通，增加患者或家属的感官认识，便于患者或家属对诊疗过程的理解与支持。

第五节　质量管理概述

（1）对患者及家属所反映的不复杂的、通过调查能及时解决的问题，联系当事科室相关人员进行及时、妥善处理，当日答复患者及其家属。

（2）对患者及家属所反映的较复杂的问题，则需组织调查，了解并评估，如解决或妥善处理问题可能性较大的，原则上5个工作日内给出调查、了解结果，并积极协调处理，答复患者及家属。

（3）对医患矛盾突出同时又涉及多个科室的纠纷和投诉，若难以在5个工作日内给予解决，在接到投诉时向患者或家属说明后，患者及家属填写《医院医患医疗投诉登记表》，在10个工作日内调查、了解，并组织相关科室人员进行讨论，与患者及家属沟通协调解决或给予书面答复。

（4）各科室医疗质量与患者安全管理小组接到医教部医疗综合科转来的群众医疗投诉、信访材料和医教部患者来访处理单后，有责任调阅当事患者的电子病历资料，必要时到病案科调阅纸质版本病历。涉及查阅其他科室纸质版本病历资料的，报经医教部医疗综合科同意后进行，并在规定时间内形成回复材料，以书面和电子文档的形式返回医教部医疗综合科。

（5）医教部医疗综合科在收到相关责任科室针对投诉的相关回复后，进一步通过调查核实、查证，对科室回复进行必要的修改后再次与相关科室进行沟通、商讨，最后形成对患者投诉的最终书面意见。

（6）对已经处理或书面答复的再访患者及家属的接待工作，仍坚持随访来访随时接待的原则，但原则上不再给予再次书面答复。如确有必要再次书面答复的，报请上级部门同意后，可酌情给予答复。

（7）涉及医疗事故争议的，应当告知投诉人按照《医疗事故处理条例》等法规，除了医疗纠纷协商（医疗纠纷投诉）外，还可以通过医疗事故争议行政处理（医疗事故技术鉴定）、医疗纠纷人民调解、医疗纠纷法律诉讼等途径解决，并做好解释、疏导工作。

（8）属于下列情形之一的投诉，投诉管理部门应向投诉人说明情况，告知相关处理规定。

a. 投诉人已就投诉事项向人民法院起诉；

b. 投诉人已就投诉事项向信访部门反映并作出处理的；

c. 没有明确的投诉对象和具体事实的；

d. 已经依法立案侦查的治安案件、刑事案件；

e. 其他不属于投诉管理部门职权范围的投诉。

（9）医院为维护医疗机构正常医疗秩序，保证医疗活动安全、有序、正常地进行，保障就医者的合法权益，一旦发生重大医疗纠纷和突发纠纷事件，可按照《重大医疗纠纷和突发纠纷事件处理应急预案》进行处理。

第六节　慢性病连续性健康服务质量管理体系的构建

基于慢性病连续性健康管理质量管理需求，成立慢性病连续性健康管理质量与安全管理专业委员会、定价和分配管理专业委员会、信息化建设和数据管理专业委员会三个专业委员会，分别负责监管慢性病连续性健康管理项目服务中关于医疗、护理工作质量和安全；审核并制定适宜的收费标准和绩效分配方案；负责慢性病管理信息化的正常运行和维护（三个专业委员会的职责前文已有叙述，此处不再赘述）。

第七节 慢性病连续性健康服务质量管理内容

一、慢性病项目组内质量管理

临床各慢性病项目组每年定期（季度、半年、一年）对签约患者的管理情况进行组内管理质量评估，对组内管理情况进行监测、评估，真实地掌握慢性病患者入组后连续性健康管理期间的体验和满意度情况；客观地评价组内连续性健康管理落实的效果，通过PDCA循环进行原因分析和服务质量改进，填写自查自检表，并将评估结果反馈给慢性病管理办公室。

自查自检内容如下：

（1）充分沟通，签署知情同意书。

（2）为患者建立健康档案。

（3）有组织架构。

（4）科室开展慢性病连续性健康管理工作，有兼职/专职医护人员承担此项工作。

（5）工作人员资质准入标准。

（6）各层级人员岗位职责。

（7）有相关工作制度。

（8）进行各种方式的随访。

（9）对患者实施疾病活动度评估。

（10）关注患者心理状态及治疗依从性。

（11）患者评估科学、正确。

（12）基于评估结果和患者需求对患者实施多种形式的健康教育。

（13）对随访过程中的意外事件，按照应急预案处理。

（14）患者掌握相关健康知识的情况。

（15）患者对服务的满意度情况。

二、慢性病管理办公室质量控制

慢性病管理办公室根据质量与安全管理专业委员会的工作安排，结合临床各慢性病项目组反馈的组内评估结果，每年定期（季度、半年、一年）对慢性病连续性健康管理的患者进行服务满意度调查、项目目标达成情况调查，及时发现问题，并针对问题进行改进。慢性病管理办公室通过对签约患者进行抽调复核，形成评估结果，每年将评估结果上报慢性病连续性健康管理专家委员会。

复核检查内容如下：

（1）项目组是否介绍过健康管理服务相关规定。

（2）是否签订了入组知情同意书。

（3）患者在健康管理服务期间，是否有相对固定的负责医生和随访护士。

（4）患者对项目组连续性健康管理服务过程是否满意。

（5）定期开展随访管理情况。

（6）定期开展健康教育情况。

（7）医护的服务态度，是否耐心解答患者疑问。

（8）患者病情控制情况。

（9）服务收费合理性。

第八节 质量控制与持续性改进

一、慢性病健康管理质量控制管理流程

（1）慢性病连续性健康管理专家委员会负责制定医院慢性病连续性健康管理。总体规划、制订相适应的质量控制计划和方案，由下属慢性病健康管理办公室负责具体慢性病管理质量控制工作的执行和实施，每半年召开一次质量控制与反馈管理大会。

（2）慢性病健康管理办公室负责梳理和制定临床各专病项目小组医疗和护理评价标准质量检测操作流程，指导各项目组开展质量管理工作，促进医疗安全。慢性病健康管理办公室每季度根据临床各项目组上报的管理质量评估，针对人员资质、医德医风、医疗服务三个方面进行抽调、复核，最终形成评估结果，每半年将评估结果上报慢性病连续性健康管理专家委员会。

（3）临床慢性病管理项目组首先应对项目组内医、护、技团队成员的人员资质进行审核，不满足条件的成员不能纳入团队管理患者，入组团队成员应定期开展内部培训计划，做好人员内部的质量控制。在日常慢性病管理过程中，应注意医德医风的落实，项目组成员在评估患者符合筛选条件后，应向患者交代加入慢性病连续性健康管理服务的益处及医学有限性，患者在自愿的前体下签订知情同意书，自愿加入连续性健康管理，做好患者的知情权。在医疗服务的过程中应按照随访计划有效执行和落实，定期通过多种形式进行患者的健康教育，定期进行患者管理后的满意度测评，及时发现问题，并针对问题进行改进。

二、慢性病健康管理持续性改进

持续性改进是增强满足顾客要求和产品要求能力的循环活动，目的是促进医院质量管理体系的有效性。医院要根据患者不断变化的要求，不断地提高顾客的满意程度，开展持续性改进活动。为此，医院应该建立慢性病健康管理质量改进系统，采取适当的方式实现持续改进，以增加患者的满意度，实现慢性病连续性健康管理的质量方针和目标。

（一）质量改进内容

（1）分析和评价现状，以识别改进区域。

（2）确定改进目标。

（3）寻找可能的解决办法，以实现这些目标。

（4）评价这些解决办法并做出选择。

（5）实施选定的解决方案。

（6）测量、验证、分析和评价实施的结果，以确定这些目标已经实现。

（7）正式采纳建议并更改。

（二）质量改进系统框架的构建

（1）建立慢性病健康管理质量方针和质量目标，营造激励改进的氛围和环境。

（2）在实施质量方针和质量目标的过程中收集信息，包括：①入组患者意见和建议；②患者投诉信息；③医疗服务质量监测信息；④信息系统统计汇总的统计结果；⑤质量管理系统内审和管理评审等各种审核结果；⑥项目组日常监督检查信息。

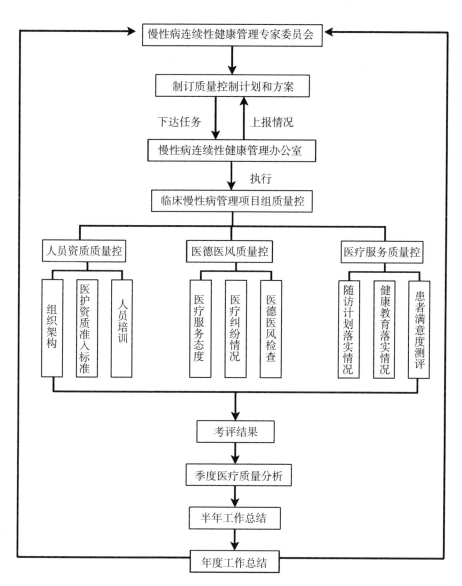

图 7-1 慢性病健康管理质量控制流程图

（3）通过数据分析总结入组患者的不满意之处、医疗服务未满足要求的地方、过程不稳定的地方等。

（4）利用内部审核的结果不断找出慢性病健康管理质量管理体系的薄弱环节。

（5）采取措施，对不合格的问题和事项进行纠正。

（6）采取预防措施，防患于未然。

（7）通过在管理评审活动中对慢性病健康管理质量管理体系的适应性、充分性和有效性的全面评价，发现对质量管理体系有效性的持续改进机会。

（8）实现慢性病健康管理质量方针和质量目标。

第八章
耳鼻喉科脱敏治疗慢性病连续性健康管理服务

第一节 背景介绍

过敏性疾病已成为继心血管系统疾病、肿瘤、糖尿病、呼吸系统疾病、精神心理疾病之后的全球第六大慢性疾病，其中以变应性鼻炎（allergic rhinitis，AR）最为常见。AR是特应性个体接触变应原后由IgE介导的鼻黏膜炎症性疾病，主要表现为反复喷嚏、清涕、鼻塞和鼻痒，并常并发变应性结膜炎、鼻-鼻窦炎、中耳炎、哮喘、湿疹、食物过敏等，是哮喘的独立危险因素。从全球范围来看，其患病率显著增加，影响着全球10%~40%的人口。除了严重影响患者生活质量外，也给家庭和社会造成了严重的经济负担。我国的AR流行病学调查也显示，在短短6年时间里，AR的自报患病率从2005年的11.1%上升到2011年的17.7%。

目前，临床上常用的药物治疗，甚至是手术治疗，仅仅能暂时缓解症状。特异性免疫治疗（脱敏治疗）是用逐渐增加剂量的过敏原提取物对过敏患者进行反复接触（长时间多次给药，总疗程至少

3年），以提高机体免疫系统对过敏原的耐受度，从而达到控制过敏症状的一种对因治疗方法，是WHO推荐的唯一可以影响过敏性疾病发病机制，从而改变其自然进程的一线治疗方法。其优势在于：①能够减轻过敏症状，减少甚至停止使用对症用药；②具有长期疗效，即治疗结束后仍然有效；③可能改变过敏性疾病的自然进程，预防过敏性鼻炎发展为哮喘；④预防新增过敏原的产生。

一项全国多中心的调查显示，医师综合病史和皮肤点刺试验或血清学检测的诊断比例为35%±28%；重视复诊随访患者所占比例平均为24%±17%，对复诊和随访重视程度一般的患者所占比例为35%±19%，而几乎不复诊随访的患者所占比例为39%±24%。因此，我国对于AR患者的诊治，无论是专科医师的数量及整体诊治水平，还是患者对疾病的整体认识及重视程度均有待提高。而对于AR的对因治疗方式，如皮下脱敏治疗，仅占23%±26%，而且已进行脱敏治疗的患者，常常由于各种原因，用药不连续、不规范，导致病情反复，患者对治疗效果不满意，脱落率高达40%以上。因此，医患双方对治疗效果均不满意。为此，四川大学华西医院开展了脱敏治疗慢性病连续性健康管理服务。

第二节　健康管理服务优势

慢性病连续性健康管理服务保证了医疗服务的连续性和可持续性，具体表现在以下方面。

1. 从患者角度来看

①医患互动及时有效，体现治疗的精准化、个体化，保证治疗的连续性；②服务优质便捷，改善患者的就医体验，提高满意度；③患者依从性好，提高治疗的效果，降低不良反应发生。

2. 从医务人员角度来看

①有利于专业人才培养、团队梯队建设；②有利于医疗大数据建立，开展高质量临床研究。

3. 从医院角度来看

①改善门诊结构，使复诊患者降低，初诊患者增高；②提高医院运营效率及绩效；③有利于学科建设的发展；④有利于培养患者的忠诚度。

第三节　健康管理服务初步成效

华西医院于2017年7月开展脱敏治疗慢性病连续性健康管理服务，截至目前，共纳入患者760余例。患者所有临床资料（纸质版）保存完好，资料齐全；患者满意度高、依从性好，按医生要求坚持规范治疗，并定期到院随访；脱落率由原来的40%以上降低至10%。同时建立了脱敏治疗慢性病连续性健康管理服务SOP。

第四节　健康管理服务目前存在的问题及展望

虽然华西医院在脱敏治疗慢性病连续性健康管理服务上已取得初步成效，但仍存在一些不足，如：①健康档案为纸质版资料，耗时耗力，占空间，也不利于数据分析。为此今后将逐步实现临床资料的电子化。②管理模式仍以人工占主导，耗时耗力，相关随访及通知易遗漏。为此今后将逐步建立电子化管理平台。③病源及相关诊疗均在医院，导致病源辐射相对较少，就医相对不便捷。为此今后将逐步探索结合社区医疗、体检机构、医药企业、互联网医疗等"1+N"的脱敏治疗慢性病连续性健康管理模式。④目前空间及人员配备均不足。具有适当的空间及人员才能保证慢性病连续性健康管理服务优质开展。

第五节　脱敏治疗慢性病连续性健康管理服务规范

一、服务目的

为特异性免疫治疗（脱敏治疗）患者提供连续性健康管理服务，提高患者治疗的依从性、满意度及有效性，为患者提供更优质的医疗服务体验；建立疾病相关临床大数据库，有利于高质量临床数据的收集和整理。

二、服务对象（入组范围）

适合进行脱敏治疗的变应性鼻炎/哮喘患者。

三、服务流程

（1）筛选评估。需结合患者病史、体征、检查结果（皮肤点刺试验、血清特异性IgE、鼻腔黏膜激发试验等）综合判断。

（2）治疗介绍。详细向患者介绍可供选择的脱敏治疗方式和各自的优缺点，以及脱敏治疗慢性病连续性健康管理服务内容。

（3）患者入组。建立健康档案（一人一档案），内容包括签署知情同意书、详细询问病史、量表评估疾病严重程度（VAS评分、生活质量评估等）、保存检查结果等；详细向患者讲解药物的使用方法及注意事项，并针对性地向患者讲解过敏原预防知识，嘱其做好防控措施。

（4）治疗及随访。根据诊疗计划，按要求进行治疗，定期电话随访；提前短信提醒患者随访，并定期完善相关量表及检查评估，主管医生可根据患者病情变化及时调整诊疗方案；对于有特殊病情变化的患者，提供网络、电话咨询，必要时可安排计划外访视及处理，也可申请院内会诊、协助入院等。

（5）疗效评估。脱敏治疗满1年时进行疗效评估，包括量表评估、皮肤点刺试验、鼻腔黏膜激发试验等。根据治疗效果的情况决定是否继续治疗。

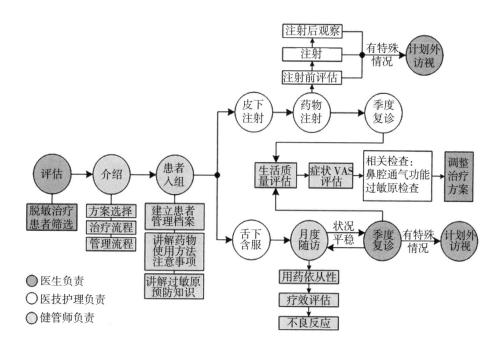

图 8-1　服务流程图

四、服务内容

脱敏治疗慢性病连续性健康管理服务将建立个人病历档案，华西医院配备专业的医护团队专门负责此类患者管理，使患者在脱敏治疗期间可以及时、方便、快捷地获得专业诊疗意见及处理。诊疗计划见表8-1。

表8-1　诊疗计划表

研究评价	入组前评估	建档评估	复诊1	复诊2	复诊3	复诊4
时间			用药3月	用药6月	用药9月	用药12月
询问详细病史	X					
皮肤点刺试验	X					X
血清lgE检查	X					
鼻腔黏膜激发试验	X					X
FeNO检查	X*		X*	X*	X*	X*
肺通气功能检查	X*		X*	X*	X*	X*
鼻腔通气功能检查				X		X
基本信息表		X				

续表

研究评价	入组前评估	建档评估	复诊1	复诊2	复诊3	复诊4
VAS评分		×	×	×	×	×
生活质量评估		×	×	×	×	×
ACQ评分表		×*	×*	×*	×*	×*
物理体征量表		×	×	×	×	×
鼻炎症状评估		×	×	×	×	×
哮喘症状评估		×*	×*	×*	×*	×*
不良反应评估			×	×	×	×
依从性评价			×	×	×	×

×：表示仅对鼻炎患者进行此项检测；×*：表示对鼻炎合并哮喘的患者进行此项检测（Feno及肺通气功能检查需另外付费）。

附加服务项目：

（1）定期电话访视，指导用药。

（2）门诊访视期外需咨询疾病或治疗相关事宜，可通过中心电话、网络门诊进行咨询。

（3）门诊随访按约定好的时间进行。

（4）除规定的访视期之外，特殊情况需要门诊就诊（计划外访视），按照约定好的时间进行。

（5）在治疗期内，如医生评估需要其他相关科室协助处理与疾病相关的状况，可以申请院内会诊和协助预约挂号。

（6）在治疗期内，如医生评估需要进行与疾病相关的手术治疗，可以协助优先入院。

（7）外地患者可提供药物寄送服务。

（8）建立微信公众号，积极宣传科普知识，例如脱敏治疗的方法、疗程，减少致敏原接触的方法等。

五、团队构成

（一）团队组织架构

由耳鼻咽喉头颈外科过敏性疾病诊治中心医师为主导，健康管理师、护士、技师人员协助开展此项工作。

（二）管理制度及岗位职责

1. 管理制度

（1）慢性病管理团队人员应遵守国家法律法规、医院、科室各项规章制度。

（2）慢性病管理团队人员应遵守职业道德及技术规范。

（3）慢性病管理团队人员应进行相关的系统培训。

（4）慢性病管理团队人员应对患者进行科学管理，保证患者连续健康管理有序、有效。

（5）慢性病管理团队人员应服从医院工作安排，及时处理疾病连续健康管理中的突发情况，听从调遣。

（6）慢性病管理团队人员不得泄露患者的隐私，法律另有规定的除外。

⑦慢性病连续管理过程中收集的患者信息及资料归医院所有，不得外传及泄露。

2. 岗位职责

1）医生职责

（1）健康管理入组前：负责脱敏治疗患者的筛选及治疗方案的制定。

（2）治疗随访环节：体格检查并进行记录，根据复查结果、症状变化情况对患者的诊疗方案进行调整，必要时可安排计划外访视及处理，也可申请院内会诊、协助入院等。

（3）咨询环节：负责处理患者在治疗中出现特殊状况的电话、网络咨询，可根据情况调整治疗方案，或安排患者门诊，进行计划外随访。

（4）皮下注射脱敏治疗：负责注射剂量的调整以及患者出现不良反应时的处理。

（5）健康教育：科普知识的撰写、专题讲座等。

2）健康管理师职责

（1）档案管理：指导患者完成健康档案的建立，并及时将随访相关资料进行整理、归档。

（2）电话随访：定期电话随访，指导患者用药。

（3）随访预约：结合主管医生的时间、健康管理进程、患者的时间合理安排门诊随访，并通过短信、电话等形式进行随访提醒和确认；对随访中需要预约的特殊检查，与团队技师进行沟通和预约，保证工作有序进行。

（4）门诊随访：指导患者完成相关量表的填写（包括VAS评分表、生活质量评分表、哮喘控制量表等），指导患者用药。

（5）随访计划外突发事件处理：当入组健康管理的患者疾病状

况发生变化时，可通过中心电话、网络门诊发起咨询，由健康管理师先进行交流，再上报主管医师。

（6）寄药服务。

3）护士职责

（1）每次皮下脱敏治疗打针前评估、注射、注射后完成观察，特殊情况及时汇报主管医生，并协助医生完成不良反应的处理。

（2）健康宣教：讲解过敏原预防知识，嘱患者做好防控措施。

4）技师职责

负责皮肤点刺试验、鼻腔黏膜激发试验等检查。

六、应急预案

1. 时间窗设置

（1）门诊随访时间严格按照入组时间进行计划安排。

（2）门诊随访时间窗口期为30天，由于患者的原因，在一月的随访时间窗口期内未前来进行门诊随访，此次随访作废且不予以退费。

（3）慢性病管理1年期，不因每次随访时间的延后而延长。

（4）若脱敏治疗慢性病管理期间内由于特殊原因（例如患者怀孕脱敏暂停；由于症状明显加重，医嘱暂停脱敏治疗时间较长），可根据情况延长1年随访时间。

2. 门诊随访主管医生替诊制度

（1）患者门诊随访时间在安排上，尽量与主管医生门诊时间相吻合；若预计随访时间遇主管医生休假或出差，经与患者沟通，可由本团队内其他医生代替本次随访（不保证医生级别一致）。

（2）原则上门诊首诊医生为主管医生，患者入组后门诊随访主管医生不更换；若患者病情控制欠佳，可根据情况更换主管医生。

3. 退费制度

健康管理服务费按年度收费，患者入组时需要签订知情同意书，缴费成功并完成第一次评估后即生效，健康管理服务生效后原则上不退费。

若入组后医生判定患者不适合进行脱敏治疗，或由于患者方原因停止脱敏治疗，可根据健康管理已经发生的进程退慢性病健康管理费用，退费流程按照医院规定执行。

七、质控反馈

（1）每月召开一次慢性病管理小组会议，讨论工作流程优化方案以及针对特殊患者管理情况的探讨，并做会议记录。

（2）制作每月入组患者情况一览表并存档。

第九章
消化内科消化道早癌慢性病连续性健康管理服务

消化道早癌手术治疗后需要长期随访，以便于观察疾病的进展，及时发现病情变化并给予治疗。但之前消化道早癌手术治疗后没有规范的随访管理模式，患者复诊及依从性不高，为了促进医患双方健康管理的有效互动，优化个体化治疗方案和健康管理，保证医疗服务的连续性，提高门诊患者依从性和满意度，华西医院消化内科响应医院推进连续性医疗服务的要求，开展了"消化道早癌连续服务管理"项目。该项目将消化道早癌患者集中进行有序管理，定时进行疾病活动度评估，监测患者病情变化，进行患者分诊、疾病健康教育等。该管理模式能对患者有序分诊、按计划就诊、监测患者病情变化，从而提高患者依从性。

一、成立消化道早癌连续性健康管理团队

根据项目实施要求，成立由消化内科、胸外科、肿瘤科、病理科、放射科、超声科等多学科组成的消化道早癌患者连续性健康管

理团队，团队成员包括消化道早癌亚专业各层级医生及护士、医技及病理人员等。

二、制订消化道早癌管理框架及工作计划

管理团队制定了消化道早癌连续性健康管理框架（图9-1），框架内容包括健康管理服务宣传、服务对象招募、患者管理、健康管理计划制订、健康管理计划实施以及数据管理六部分。同时，基于框架内容制订了该项目实施的工作计划（图9-2），确保该项目的有序开展。

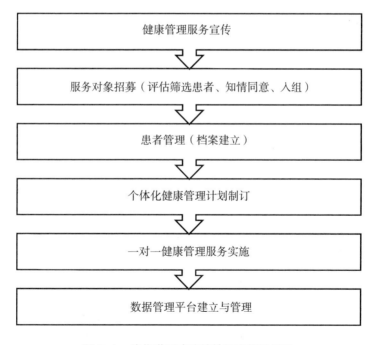

图 9-1　消化道早癌连续性健康管理框架

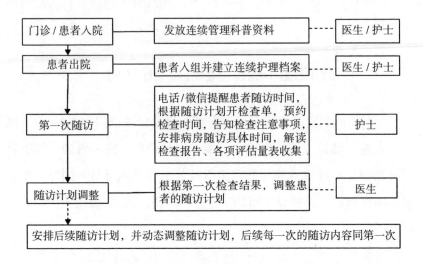

图9-2　项目实施计划

三、消化道早癌连续性健康管理服务的实施

1.消化道早癌连续性健康管理服务宣传

为加强对消化道早癌患者的宣传，项目团队制定了《消化道早癌相关疾病健康知识及连续服务管理宣传手册》，创建了微信公众号，主要介绍多种消化道早癌疾病相关科普知识，连续性健康管理服务开展的重要性及目的、开展的主要项目以及相关费用等具体内容。另外，消化内科与胸外科、肿瘤科、病理科和放射科等科室联合开展消化道早癌的多学科门诊，制定了消化道早癌MDT宣传单，便于患者了解MDT开展的具体工作内容。MDT可为患者选择合适的个体化诊疗方案，以期提高患者的远期生存率及生活质量。

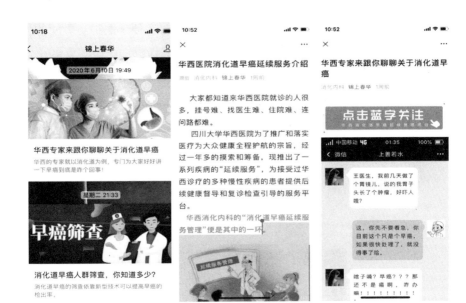

2. 消化道早癌连续性健康管理服务对象招募

该项目的服务对象主要来源于住院和门诊消化道早癌患者。首先，医生或护士对符合纳入标准的患者发放宣传单或宣传手册，并指导患者及家属阅读，解答患者及家属对于该项目的疑问。其次，随访护士为自愿加入该项目的患者开具消化道早癌连续性健康管理服务导诊单，并指导患者缴纳一年的费用。最后，患者或家属签署"消化道早癌连续性健康服务知情同意书"（附录4），有效时间一年。

3. 消化道早癌患者健康管理档案的建立

患者的健康管理档案包括纸质版和电子版。随访护士在患者入组时收集其一般资料、出院病情证明书、内镜检查及治疗报告、病理检查报告、影像学检查报告和其他实验室检查报告，填写相关评估量表后，建立纸质版档案（附件5）存档，同时将收集的信息录入患者电子档案。将患者档案根据疾病种类分类编号和归档，便于医护人员及时、全面了解患者的病情。

入组的患者还需加入一对一的内镜术后随访微信，记录随访电话，下载华医通的APP并在手机上绑定就诊卡号，便于医护患之间的沟通。医护人员可以及时了解患者的病情动态和咨询需求，及时为患者进行检查报告解读、疾病相关知识的指导及心理护理等。

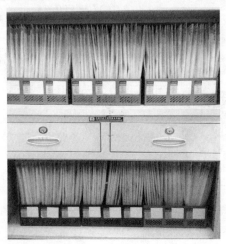

4. 消化道早癌个体化健康管理计划制订

医护一体为患者制订个体化健康管理计划，包括随访时间、检查项目、MDT门诊讨论以及是否进行外科手术等。随访护士将计划整理后发送给患者，使其及时了解自己的随访安排。

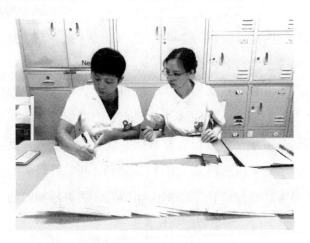

表9-1 诊疗随访计划

检查项目					
无痛胃镜					
无痛肠镜					
胸部增强CT					
腹部增强CT					
颈部淋巴结彩超					
血常规					
生化					
食管X光照影					
HP					

5. 实施一对一健康管理服务

健康管理服务项目主要包括：①每周医护一体讨论入组患者的病情至少2次，动态调整患者的随访计划。②根据需要不定期约患者面谈，解读病理报告和患者的疑难问题。③微信推送患者的随访计划及检查结果解读。④梳理入组患者的随访计划，每次提前2周通知复查患者，开具复查单子。确定患者缴费后预约相关检查时间，如检查项目为无痛胃肠镜，需同时告知患者挂麻醉专科号，并告知患者复查时间需要2天。所有检查项目预约好后进行微信推送，并告知患者检查流程和注意事项。⑤健康宣教：随访护士通过微信或电话随访，根据患者的需求进行术后的饮食、用药、运动、心理等指导。⑥做好计划、非计划访视和面谈记录，并存档。

6. 消化道早癌连续性健康管理随访数据的管理

为规范患者的随访数据，制定了消化道早癌连续性健康管理数据收集表和消化道早癌患者术后追踪管理记录表。前者将入组患者的所有详细信息进行电子化记录，包括患者的基本信息、各种检查报告、随访计划及随访结果等；后者分别整理、记录了参加MDT及追加外科手术患者、消化内科本科室再入院患者、ESD术后出血患者和面谈患者。后期华西医院将依托本院的慢性病管理网络平台，优化数据的管理。

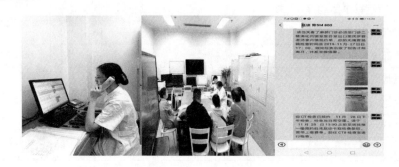

7. 消化道早癌连续性健康管理服务完整的实施流程

基于项目实施的过程和注意事项，管理团队整理了消化道早癌连续性健康管理服务完整的实施流程图（图9-3），便于项目管理团队成员熟练掌握该项目实施的详细过程。

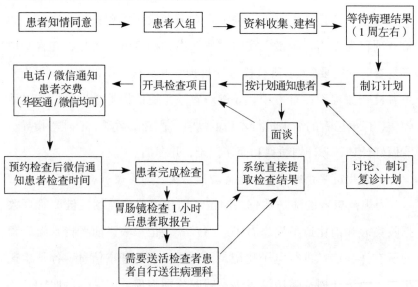

图 9-3 消化道早癌连续性健康管理服务实施流程图

附录

附录1　消化道早癌连续服务管理

1.消化道早癌内镜手术治疗后是否不需要复查?

不是!虽然消化道早癌通过内镜手术治疗后绝大部分是可以根治的,但并不代表一定不会复发和转移,因为癌症的发生和遗传、环境等相关,一旦患过癌症(包括早癌),那么就属于癌症的高危人群之一,体内可能存在潜在的癌前病变及高危因素,需要进行长期规范的随访。

那什么时候该来随访呢?要检查哪些项目呢?检查结果出来后下一步该怎么办呢?为了给消化道早癌患者提供方便、规范的随访管理,四川大学华西医院消化内科在医院的统一管理下建立了消化道早癌连续服务管理模式。

2.什么是消化道早癌连续服务管理?

消化道早癌连续服务管理是针对消化道早癌术后患者的定期复查、健康咨询及危险因素干预活动的全程管理模式。如为患者建立健康档案,实行规范的术后复查、跟踪随访、详细记录等,以保证患者消化道早癌术后的连续、规范管理。

3. 为什么需要加入消化道早癌连续服务管理项目？

如果患者因为早癌术后复查需要反复挂号、多次预约、等待检查及咨询结果等而苦恼，建议患者加入四川大学华西医院消化内科消化道早癌连续服务管理，不再担心何时来复查，需要查什么，不再因为挂不到专家号，需要较长时间的检查等待，拿到检查结果看不懂而烦恼。早癌工作团队可以帮助患者获得方便、规范的高质量医疗服务和管理。

4. 加入消化道早癌连续服务管理后能享受到什么样的高质量服务和管理？

管理团队将为患者制订专属随访计划，进行一对一健康管理（具体内容见附表1-1）。如管理团队会通知患者何时来随访，何时该进行胃/肠镜检查、血液检查、CT检查等，管理团队会协助患者预约胃/肠镜检查、CT检查等，并根据患者的检查结果适时制订下一步诊疗、随访计划；必要时管理团队会为患者提供绿色通道，包括协助紧急加号、紧急入院、体检指导、会诊指导等。患者只需要按照计划的检查时间到医院进行检查、随访即可。

附表 1-1　患者随访计划

项目名称	
健康照护	建档、个体化健康指导
随访管理	疾病评估、个体化诊疗/健康指导
专家绿道	专家门诊（复查评估，专家预约4～6次/年）
急诊绿道	紧急加号（仅限于消化专科疾病突发）
	住院治疗（仅限于消化内科）
就医策划	体检指导（健康检查项目指导、相关结果解读）
	会诊指导

5. 加入消化道早癌连续服务管理项目需要花多少钱？持续多久时间？

当前情况下第一年患者需要支付费用2 658元。支付后的一年内，管理团队会为患者制订专属随访计划。如果后期患者还需持续进行连续管理，需要再次缴费。

消化道早癌的随访时间需要持续5年以上，前3年需要进行规律且密切的随访。一般来说第一年的随访频次最多，从第二年起随访频次逐渐降低。

附录2　早诊早治，健康"肠"在——结、直肠癌的筛查与防治

1. 什么是肠息肉？有哪些症状？

正常状态下，平整的结肠黏膜凸向肠腔的隆起性肿物在病理结果未确定前，统称为息肉，息肉大部分为腺瘤。息肉大小和形态导致症状各异。息肉很小时，可以完全没有症状；随着息肉的逐渐进展，可以出现腹部不适、排便习惯改变、腹胀、腹痛、血便、体重减轻、贫血等症状。

2. 肠息肉与结、直肠癌有什么关系？

85%～90%的结、直肠癌通过腺瘤→腺癌途径发生癌变，腺瘤进展至腺癌平均需要5～10年。结、直肠癌与腺瘤的发病率随年龄的增加而增加，50岁人群中，发病率为25%～30%。结、直肠癌的发病风险与腺瘤的数量、大小、组织类型有关。

3. 结、直肠癌的发病现状是什么？

据2019年中国最新癌症数据统计，2015年（由于全国肿瘤登记中心的数据一般滞后3年），我国新发结、直肠癌病例约38.8万，死

亡病例约为18.7万；男性死亡率高于女性，城市死亡率高于农村。目前，我国结、直肠癌5年生存率远低于美国及日本、韩国，85%以上的结、直肠癌发现时已属晚期，预后差，早期结、直肠癌治疗后5年生存率超过95%，可治愈。

4. 结、直肠腺瘤的预防

如何预防结、直肠腺瘤的发生呢？一级预防：改善饮食，筛查高危因素，药物预防。

发现结、直肠腺瘤后，该如何治疗？二级预防：内镜下摘除和术后长期随访。

1）养成良好的饮食习惯，高膳食纤维

许多研究发现，高膳食纤维与结、直肠癌和腺瘤发病风险呈负相关，低膳食纤维人群的结、直肠癌发病风险较高。膳食纤维摄入增加10克/天，结、直肠癌风险显著降低10%。常见高膳食纤维中，蔬菜和某些水果的纤维素含量较高。

2）减少红肉及加工肉类的摄入

红肉指牛肉、羊肉、猪肉等哺乳动物的肌肉组织；加工肉类指香肠、培根、火腿、牛肉干以及其他烟熏、盐渍、发酵或腌制的肉类；白肉指禽类（鸡、鸭、鹅、火鸡等）、鱼、爬行动物、两栖动物、甲壳类动物（虾蟹等）或双壳类动物（牡蛎、蛤蜊）等。长期摄入红肉或加工肉类与结、直肠癌风险增加有关，尤其是左半结肠肿瘤。有研究显示，每日红肉摄入量超过120克，结、直肠癌风险增加28%；每日多摄入30克加工肉类，结、直肠癌危险增加9%。

3）减少酒精的摄入

结、直肠癌的发病风险与饮酒量存在线性的正相关性，饮酒25克/天时，结、直肠癌风险增加8%；饮酒50克/天时，结、直肠癌风险增加18%；饮酒100克/天时，结、直肠癌风险增加38%。安全饮酒量即男性每天酒精量不超20～30克，女性不超过10～20克。乙醇（酒精）含量（克）=酒量（毫升）×酒精含量/度数（%）×0.8（酒精比重）。举例：50毫升50度的白酒，50毫升×0.5×0.8≈20克。

4）戒烟

吸烟是几乎所有类型的结、直肠息肉的危险因素。吸烟使息肉发生进展的风险明显增高。较不吸烟者，结、直肠癌风险增加18%～20%。吸烟量每增加10支/天，可使结、直肠癌风险升高7.8%。吸烟量每增加10年，则可使结、直肠癌风险升高4.4%。

5）减肥

肥胖者的结、直肠癌发病风险是正常人的1.33倍。肥胖的两个常用判定指标为体重指数BMI和腰围。BMI每增长5千克/平方米，可使结、直肠腺瘤风险提高约20%。体重指数（BMI）=体重（千克）÷身高^2（米）。过轻：低于18.5；正常：18.5～23.9；过重：24～27；肥胖：28～32；非常肥胖：高于32；腹型肥胖：腰围男性≥90厘米，女性≥85厘米。腰越粗，命越短，这真不是谣言。

6）体育锻炼

体力活动可以显著降低结、直肠癌风险。世界卫生组织推荐的每周最低运动量可使结、直肠癌的风险降低10%左右。每周最低运动量：600 MET（代谢当量）分钟/周，相当于150分钟/周的快走，或者75分钟/周的慢跑。使风险降低最明显的活动量是3 000 MET分钟/周至4 000 MET分钟/周，结、直肠癌风险降低17%～21%。MET：以安静、坐位时的能量消耗为基础（1 MET），比如：快走是4 MET；8千米/小时的慢跑或骑行是8 MET；快速游泳是11 MET；跑上楼梯是15 MET。

5. 筛查人群

（1）一般风险人群筛查。

（2）高危人群的筛查。易患结、直肠癌（或）腺瘤的高危人群包括：结、直肠腺瘤病史，结、直肠癌病史，结、直肠癌家族史，家族性的腺瘤性息肉病，有一级亲属60岁前诊断为结、直肠腺瘤、炎症性肠病、腹部和盆腔肿瘤放疗史。

a.一般风险人群开始筛查的年龄：多数亚洲国家设定50岁为结、直肠癌筛查的起始年龄。结、直肠癌发病率逐年显著上升且年轻化趋势明显。美国癌症协会建议提早5年开始筛查，筛查年龄由50岁提前至45岁；需要定期做筛查，直到75岁；76~85岁的患者，根据患者的偏好、预期寿命、健康状况和既往筛查历史制定个体化筛查策略；超过85岁的人群，不建议继续进行筛查。筛查检查包括：每5~10年做一次结、肠镜检查，或者每5年做一次乙状结肠镜检查；每年1次大便隐血实验。

b.高危人群的筛查：凡是符合高危人群的患者建议找医生制定个性化的筛查与随访方案。

6. 内镜下息肉切除

腺瘤应通过内镜下完全切除，小的腺瘤可以通过活检钳移除，大的腺瘤需通过圈套或者剥离等方式切除。并发症：出血、感染、穿孔，再发风险高，需要定期随访。如果术后病理报告提示以下内容需切除息肉。①低风险腺瘤：1~2个管状腺瘤，息肉直径均＜10毫米；增生性息肉；②高风险息肉：3个及以上腺瘤，至少一个直径≥10毫米；含有绒毛结构；高级别上皮内瘤变。

7. 息肉切除术后随访间隔

①无息肉推荐3~5年后复查。②乙状结肠或直肠＜10毫米增生性或锯齿状息肉推荐2~3年后复查。③腺瘤数目多于10个或锯齿状息肉综合征均推荐1年后复查。④其余情况都推荐1~2年后复查。华西医院一般情况是推荐1年后复查。

食管癌筛查及ESD术后狭窄的管理

1. 食管癌的病因

（1）化学病因：亚硝胺，致癌性强，酸菜及腌制食品中含量高。

（2）生物病因：有些真菌促使亚硝胺及其前体形成，更促进癌肿的发生，见于变质食物中。

（3）缺乏某些微量元素，如铁、锌等在粮食、蔬菜、饮水中含量偏低。

（4）缺乏维生素，如缺乏维生素A、维生素B_2、维生素C，以及动物蛋白、新鲜蔬菜、水果摄入不足，这是食管癌高发区的一个共同特点。

（5）不良生活习惯，如长期饮烈性酒、嗜好吸烟，食物过硬、过热，进食过快，引起慢性刺激、炎症等均可能与食管癌的发生有关。

（6）食管癌遗传易感因素：家族史。

2. 食管癌的临床表现

早期食管癌症状多不典型，主要有：

（1）轻度哽噎感或异物感。

（2）胸骨后不适、烧灼感、针刺样或牵拉样痛。

（3）进食通过缓慢并有滞留的感觉。

上述症状时轻时重，甚至可无症状。

3. 食管癌的筛查

食管癌起病隐匿，早期可无症状，出现进行性吞咽困难、转移性症状时常已为中晚期。早期食管癌5年生存率明显高于晚期食管癌，所以早期筛查很重要。

（1）筛查方式：内镜。

（2）筛查人群，满足以下第1条和第2～6条中任何一条。

a. >40岁；

b. 来自食管癌高发区（河北、河南、山西、福建）；

c. 有上消化道症状（反酸、烧心、嗳气、腹痛、腹胀等）；

d. 有食管癌家族史；

e. 有食管癌癌前疾病（慢性食管炎、Barrett食管、食管白斑症、反流性食管炎、食管憩室等）及癌前病变（异型增生、非典型增生、上皮内瘤变）；

f. 具有食管癌的其他高危因素，如吸烟、酗酒、头颈部或呼吸道鳞癌等。

4. 食管癌的预防

（1）戒烟、戒酒。

（2）少吃腌制食品、高盐食品，避免进食过热、过烫食物及霉变食品。

（3）多吃新鲜蔬菜、肉、蛋、奶等。

5. ESD 术后食管狭窄的管理

ESD术后食管狭窄总体发生率为0～18%，与创面愈合、瘢痕形成、瘢痕收缩有关。

1）危险因素

①切除环周比大于3/4周；②剥离长度>5厘米；③剥离术中固有肌层损伤。

2）食管狭窄预防

（1）糖皮质激素最常用，便宜、方便。

术后第3天开始口服泼尼松0.5毫克/千克，总疗程8周，第1月每两周减量5毫克，第2月每周减量5毫克。

（2）预防性球囊扩张术、预防性支架置入术，不能服用激素时可使用扩张和放支架。

3）食管狭窄治疗

（1）食管扩张术为首选。

80%~90%患者吞咽困难，经1~5次扩张后缓解，随着扩张次数的增加，患者吞咽困难缓解，持续时间逐渐增加。其并发症发生率低，安全。

（2）食管支架为次选。其不良反应发生率较食管扩张术高，适用于合并食管瘘，顽固性食管狭窄者。

（3）狭窄复发，可继续行食管扩张术，疗效与初次扩张术相比无明显差异。

（4）顽固性狭窄，食管扩张术、支架置入术联合治疗。

附录3　被告知患了食管癌，该怎么办

1）什么是食管癌？

食管癌（esophageal cancer，EC）是起源于食管黏膜上皮的恶性肿瘤，是临床常见的恶性肿瘤之一。在全球范围内，食管癌的发病率在恶性肿瘤中居第八位，死亡率居第六位。我国是食管癌最高发的国家之一，每年食管癌新发病例超过22万例，死亡约20万例。

2）食管癌的危险因素？

（1）饮食和生活方式。吸烟、饮酒、口腔卫生差与食管癌发病潜在相关。

腌制食品（如泡菜、乳腐）和红肉类与食管癌发生风险升高相关，高温食物、辛辣和油炸食品亦可增加食管癌发生的风险。吸烟、

饮酒是食管鳞癌明确的危险因素，且二者可协同作用，进一步提高食管癌的发生率。

（2）人口学因素。我国食管癌发病率随年龄增长而逐渐增加。男性食管癌发病率和死亡率为女性的2～4倍。

（3）家族史和遗传易感性。我国食管癌高发区存在明显的家族聚集现象，可能与患者具有共同的遗传背景有关，也可能是由患者及其家属共同暴露于特定的环境因素所致。

（4）感染因素。人类乳头瘤病毒（HPV）感染是一些食管癌高发区的重要致病因素，尤其是HPV 16与食管鳞癌发生呈正相关。HPV感染者罹患食管鳞癌的风险较普通人群升高近3倍。

（5）其他因素。胃黏膜萎缩患者罹患食管鳞癌的风险较普通人群人高2倍。头颈部和上呼吸道鳞癌与食管鳞癌同时或异时发生的概率分别为14%和3%，对头颈部癌患者常规行内镜筛查可提高食管癌的早期诊断率。贲门失弛缓症患者进展为食管鳞癌的风险是普通人群的16～33倍。胼胝症患者食管鳞癌风险显著升高。另外，1%～4%的食管癌患者有吞服酸、碱等导致的食管腐蚀性损伤病史。

3）食管癌有什么症状？

食管早癌一般无特异性症状，部分患者会有反酸、胃灼热、腹胀、腹痛等非特异性症状。进展期食管癌可能的报警症状包括：胸骨后疼痛不适，进食通过缓慢并有滞留感或哽噎感，进行性吞咽困难，上腹部隐痛不适，消化道出血（呕血、黑便等）、消瘦等。中晚期食管癌典型的症状为进行性咽下困难，先是难咽固体食物，继而是半流质食物，最后水和唾液也不能咽下。患者逐渐消瘦、脱水、乏力，伴或不伴胸背痛、声音嘶哑等。

4）食管癌的治疗和预后怎么样？

目前，90%以上的食管癌患者确诊时已进展至中晚期，生活质量低，总体5年生存率不足20%。而仅累及黏膜层和黏膜下浅层的早期食管癌通常经内镜下微创治疗即可根治，取得与外科手术相当的疗效，且具有创伤小、痛苦少、恢复快的优势，患者5年生存率可>95%。

根治性切除是目前早中期食管癌的首选治疗手段。影响食管癌术后转归的因素很多，根据文献报道，比较肯定的有关因素是TNM分期、淋巴结转移、食管癌外侵程度、切除性质、切缘有无残余癌等。

5）哪些人需要筛查？怎么筛查？

食管癌需要筛查的人群满足以下第1条和第2~6条中任何一条：①年龄大于40岁；②来自食管癌高发区（河北、河南、山西、福建）；③有上消化道症状（反酸、胃灼热、嗳气、腹痛、腹胀等）；④有食管癌家族史；⑤有食管癌癌前疾病（慢性食管炎、Barrett 食管、食管白斑症、反流性食管炎、食管憩室等）及癌前病变（异型增生、非典型增生、上皮内瘤变）；⑥具有食管癌的其他高危因素（吸烟、酗酒、头颈部或呼吸道鳞癌等）。食管癌四川高发区：盐亭县、巴中市巴州区、仪陇县和阆中市。

内镜和活检病理检查是目前诊断早期食管癌的金标准。

6）MDT是什么？

多学科诊疗模式（Multi-disciplinary team，MDT），源于20世纪90年代。美国率先提出这个概念，指由来自某一疾病相关的各科室专家组成工作组，针对某一疾病，通过定期会议形式，提出适合患者的最佳治疗方案，继而由相关学科单独或多学科联合执行该治疗方案。华西医院食管癌MDT组成科室：消化内科、胸外科、肿瘤科、病理科、放射科。

胸外科：胸外科主要是选择腔镜或常规外科手术切除病变食管，

淋巴结转移风险较高的食管早癌、进展期食管癌可选择外科手术；内镜治疗未达到根治性切除者，可追加外科手术。

肿瘤科：为进展期食管癌手术前后、失去手术机会、病变不宜手术的患者（无论是外科手术还是内镜手术），提供精确的放疗或化疗方案。

病理科：提供精确的病理学评估以及其他特殊检查，如免疫组化。

放射科：提供是否有远处转移的影像学证据，提供下一步影像学检查方案。

消化内科：①内镜检查，如普通白光内镜、色素内镜、电子染色内镜、放大内镜等内镜检查是发现、诊断食管癌的重要方法，并可通过超声内镜评估病变层次，为治疗提供依据。②食管早癌内镜下治疗，消化内镜是食管早癌微创治疗的重要措施，与外科手术相比较，内镜下治疗创伤小，出血量少，保留了食管完整性以及整个消化系统的生理结构，患者的生活质量较外科手术高。对于早期食管癌常进行内镜下切除治疗，主要包括内镜下黏膜切除术（EMR）、内镜黏膜下剥离术（ESD）等；对于晚期或无法手术的进展期食管癌患者，可行非内镜下切除治疗方法，如单纯扩张、支架置入等。另外，对于淋巴结转移风险较低的食管早癌，在内镜引导下，将病变区域完整剥离，保留了食管完整性以及整个消化系统的生理结构，患者的生活质量与术前相比无明显差异。

7）MDT的优势是什么？

常规就诊模式：检查发现食管癌，可能到消化内科、胸外科、肿瘤科其中之一就诊，初步判断食管癌分期，可能需要到消化内科或者胸外科行手术治疗，术后根据病理结果再考虑是否需要放化疗，往返就诊于多个科室，不仅挂号难、就诊时间长，而且容易增加患者的心理负担。

食管癌多学科（MDT）门诊：聚集消化内科、胸外科、肿瘤科、病理科、放射科专家（副教授以上职称的专家），同一时间、固定地点，面对面沟通交流，综合患者个体化特点提出最佳推荐治疗方案。只需挂号一次、一次门诊即可顺利完成最优治疗方案的选择。

MDT针对不同患者的预后评估及疗效预测，选择合适的个体化治疗方案，不仅能提高远期生存率，同时还保证患者有较高的生活质量。

8）什么情况下患者需要申请食管癌多学科（MDT）门诊？

确诊食管癌，治疗方式选择有困难时，如：

（1）已经确诊食管癌，上消化道钡餐、胸腹部增强CT、超声内镜、颈部淋巴结彩超均已完善，对于治疗方式仍难以抉择，是单纯外科手术，还是手术联合放化疗？

（2）食管早癌行内镜剥离术后有浸润，是否需要追加外科手术及放化疗？

（3）食管癌外科手术后，病理结果有残留或转移，是否放化疗？放化疗方案如何选择？

9）食管癌多学科（MDT）门诊

食管癌多学科（MDT）门诊时间：间周二下午15:30。

食管癌多学科（MDT）门诊地点：门诊大厅一楼A3区疑难病例会诊处。

挂号方法：直接到食管癌多学科（MDT）门诊处申请预约。

咨询与治疗专用随访电话：17760519602，短信、微信均可。

如患者已预约食管癌多学科门诊，请提前2～3天使用微信上传所有病历资料至17760519602微信号。

特别提醒：就诊当天务必带齐所有病历资料（包括出院证明书、病理报告单及历次胃镜、CT、彩超等检查单）。

附录4　四川大学华西医院消化道早癌连续性健康服务
知情同意书

患者姓名	性别	年龄	登记号

疾病介绍和治疗建议：

医生已告知我患有疾病，建议我加入消化道早癌延伸服务管理项目。

项目内容包括：

已告知我消化道早癌延伸服务慢性病管理项目包括以下内容：

1.健康照护：病史采集、检查结果录入及解读、疾病活动度评估。

2.随访管理：健康风险评估、心理评估及管理、一对一健康管理。

3.就医策划：体检指导、会诊指导。

4.绿道通道：消化专家门诊（4～8次），协助紧急加号（限消化内科）、紧急入院（限消化内科）。

患者知情选择：

医务人员已告知我将要进行的消化道早癌的延伸管理内容、频次、时间，我需要做出的配合，并且解答了我关于此次延伸管理的相关问题。

我同意在此疾病管理过程中，医务人员可以根据我的病情需要协调我的就诊医生。

我付费并参与消化道早癌延伸管理的有效时间为一整年，到期后该项目内容自行终止，还需持续进行延伸管理需要再次缴费。

在进行消化道早癌延伸管理一整年有效期内我要根据医务人员给出的复诊时间按时复诊，因我个人原因未按计划完成该项目内容概不延期，后果由我自行负责。缴费成功并进行第一次评估后该项目即生效。本次延伸管理项目时间自　年　月　日至　年　月　日止。该项目生效之日起不再退费。

请完整手写提示声明：本人已仔细阅读该知情同意书，并知晓该项目内容及频次，医务人员已解答我关于该项目内容的相关问题。该项目生效之日起不再退费，本人自愿加入该项目。

患者签名签名　　　日期　年　月　日

如果患者无法或不宜签署该知情同意书，请其授权的代理人或近亲属在此签名：

患者授权的代理人或近亲属签名　　　与患者关系签名

日期　年　月　日

联系电话：

医务人员陈述：

我已告知患者将要进行的消化道早癌延伸管理的管理方式、内容以及相关注意事项，解答了患者关于本延伸管理的相关问题。

医生/护士签名　　　　　签名日期　　年　月　日

附录5 四川大学华西医院消化内科消化道早癌患者随访记录

编号：

患者姓名：

性别：

年龄/出生日期：

登记号：

主要诊断：

负责医生：

家庭住址：

联系电话：

就诊卡号：

诊疗随访计划

手术时间：

检查项目						
无痛胃镜						
无痛肠镜						
胸部增强CT						
腹部增强CT						
颈部淋巴结彩超						
血常规						
生化						
食管X光造影						
HP						

患者基本信息表

一般情况：

出院证明书

胃肠镜检查及手术报告单

病理报告单

相关检查报告单：

胸部增强CT、腹部增强CT

颈部淋巴结彩超

血常规、生化常规检查（肝功、肾功、血常规、血糖、血脂、心电图、尿常规）

食管X光造影

各种评估表：

随访记录（第　次/手术后1、3、6、12月）

随访日期：

一般情况

胃肠镜检查及手术报告单

病理报告单

相关检查报告单：

胸部增强CT、腹部增强CT

颈部淋巴结彩超

血常规、生化

食管X光造影

各种评估表：

非计划访视记录

访视日期：

访视原因：

处理措施：

参考文献

[1] 王维民，程刚，谢杰，等.强化医院慢性病管理服务的实践[J].中国医院，2017，21（3）:79-80.

[2] 王玉荣.流程管理学[M].北京：北京大学出版社，2008：3-31.

[3] 国务院办公厅.健康中国行动（2019-2030年）的通知[Z].2019.07.09.

[4] 刘洋，王平.慢性病管理存在的问题及对策分析[J].世界最新医学信息文摘，2015，15（46），201-202.

[5] 中国国家卫生健康委员会.2018年我国卫生健康事业发展统计公报[Z].2019.05.22.

[6] 安凤梅，姚峥，赵国光，等.三级综合医院构建"医联体"健康教育平台实践探讨[J].中国卫生质量管理，2015，22（06）：110-112.

[7] 国务院办公厅."健康中国2030"规划纲要[Z].2016.10.25.

[8] 中国国家卫生健康委员会. 进一步改善医疗服务行动计划（2018-2020年）考核指标[Z].2018.10.16.

[9] 王维民，程刚，谢杰，等.强化医院慢性病管理服务的实践[J].中国医院，2017，21（03）：79-80.

[10] 刘资.社区卫生服务工作实务[M].成都：四川科学技术出版社，2011.

[11] 陈绍福.医院质量管理[M].北京：中国人民大学出版社，2007.

[12] 何晓俐，赵淑珍.现代综合医院门诊管理手册[M].北京：人民

卫生出版社，2016.

[13] Bousquet J, Khaltaev N, Cruz AA, et al. Allergic Rhinitis and its Impact on Asthma（ARIA）2008 Update（in collaboration with the World Health Organization, GA（2）LEN and AllerGen）[J]. Allergy, 2008, 63:8–160.

[14] Wang XD, Zheng M, Lou HF, et al. An increased prevalence of self–reported allergic rhinitis in major Chinese cities from 2005 to 2011[J]. Allergy, 2016, 71（8）:1170–1180.

[15] 张罗，魏均民，韩德民. 变应性鼻炎诊疗现状调查[J]. 中华耳鼻咽喉头颈外科杂志，2010（5）：420–423.